DAS LEBEN IST NICHT EXTRA SMALL

Birte Jensen

Das Leben ist nicht extra small

Wie ich gelernt habe, mein Leben nicht von der Magersucht bestimmen zu lassen

SCHWARZKOPF & SCHWARZKOPF

Inhalt

Mein Weg in die Magersucht

Vorwort

Über das, was Magersucht wirklich bedeutet, habe ich mir früher nie wirklich Gedanken gemacht. Warum auch? Magersucht – oder in Fachsprache »Anorexia nervosa« – war für mich ein Wort, das dünne Mädchen beschreibt. Nicht mehr und nicht weniger.

Das Thema Essen hat für mich nie eine große Rolle gespielt. Ich habe auf meinen Körper und auf mein Bauchgefühl vertraut und habe einfach, ohne mir großartig Gedanken darüber zu machen, gegessen, worauf ich Appetit hatte. Bis vor zwei Jahren schien alles »normal« zu sein für mich. Ich kam in der Schule klar, hatte gute Noten, Freunde und viel Zeit, um Dinge zu unternehmen, die das Leben lebenswert machen. Bis ich selbst magersüchtig wurde.

Den genauen Zeitpunkt, wann die Diät zur Magersucht wurde, kann ich nicht benennen, denn so eine Magersucht kommt nicht von heute auf morgen. Wenn, dann kommt sie schleichend und verstärkt sich von Tag zu Tag. Ich wollte es lange Zeit nicht wahrhaben, krank zu sein, und habe jeden, der mich damit konfrontierte, für verrückt erklärt und so schnell wie möglich abgewimmelt. Das ist auch das, was diese Krankheit so gefährlich macht. Dass man »das Problem« lange Zeit nicht erkennt und von sich wegschiebt, denn damit gibt man ihr immer mehr Raum, in dem sie größer und mächtiger werden kann.

Ich möchte hier meine ganz persönliche Geschichte erzählen. Sie handelt von meiner Krankheit und davon, wie ich gerade noch im letzten Moment die Kurve gekriegt habe. Davon, wie viele Tränen und Selbstvorwürfe mich dieser Weg gekostet hat, aber auch – vielleicht sogar vor allem – davon, warum es sich lohnt, diesen Weg zu gehen. Was man alles verpasst und wie schön einem das Leben vorkommen kann, ohne diese permanent quälende, mahnende Stimme im Kopf. Wie wunderschön und einfach es ist zu leben.

Ich bin sicher, dass es auch heute noch – obwohl das Thema Magersucht in den letzten Jahren viel an Aufmerksamkeit und Beachtung erlangt hat – Menschen gibt, für die Magersucht nicht mehr als ein Wort ist, das sie mit Menschen verbinden, die ihr Leben danach ausrichten, dünn zu sein. Dass hinter einer Magersucht viel mehr steckt als das einfache Hungern, möchte ich nun erklären. Dass es eben nicht nur um die Sucht geht, mager zu sein.

Ein Rückblick: Wie fühlt sich Magersucht an?

Die Magersucht ist eine Stimme in meinem Kopf, die mir sagt, was ich tun soll und was nicht. Sie macht mir das Leben auf die eine Art leicht, denn sämtliche Entscheidungen nimmt sie mir ab. Ihr Ziel ist das Abnehmen. Eine Grenze gibt es dafür nicht. Hauptsache dünner. Dass man dadurch sterben kann, ignoriert sie, es ist ihr einfach egal.

Auf der anderen Seite macht sie mir mein Leben schwer, denn sie quält mich. Jeden Tag aufs Neue. Die Magersucht möchte, dass jeder sieht, wie dünn ich bin. Sie hofft, dass sich jeder Gedanken darüber macht, wie krank, gebrechlich und hilflos ich aussehe. Ich weiß nicht, ob sie sich Anerkennung wünscht. Vielmehr glaube ich, dass sie das macht, um Aufmerksamkeit zu bekommen. Aufmerksamkeit, die mein Verstand doch eigentlich gar nicht haben will. Die andere, gesunde Seite in mir würde sich gern verstecken. Hauptsache, niemand sieht, wie schlecht es mir geht. Jeden Tag, jede Stunde und beinahe jede Minute herrscht ein Kampf zwischen dieser Stimme und der Stimme meiner Vernunft. Die Vernunft sagt mir, ich müsse essen. Es sei egal, ob man dick oder dünn sei, ich müsse auf meinen Körper hören und ihm vertrauen, um glücklich zu sein. Aber die Stimme der Magersucht hält dagegen, und sie ist einfach stärker. »Du darfst nicht essen, wer isst ist schwach!« oder »Wenn du isst, bleibst du nicht dünn. Zunehmen kann jeder Idiot. Heb dich aus der Masse heraus!«, hämmert sie mir so lange in mein Gehirn, bis ich nachgebe.

Ich weiß, dass ich nicht dick sein kann. Aber jedes Mal, wenn ich mich im Spiegel anschaue, sehe ich da nur Fett. Oft frage ich mich, warum gerade ich diese Stimme in mir habe. Warum sie mein Leben, das früher doch ganz normal gewesen ist, so durcheinanderbringen muss. Sie zwingt mich zu Dingen, die ich früher nie getan hätte: Ich schmeiße mein Essen in den Müll, lüge meine Familie und meine Freunde an, achte nur noch auf Äußerlichkeiten. Schon oft habe ich bewusst versucht, mich ihr einfach zu widersetzen. Aber dieser Macht, die sie über mich hat, bin ich einfach unterlegen.

Ich weiß, sie würde mich schlussendlich so lange mit den Gedanken quälen, bis ich nachgebe; also versuche ich oft schon gar nicht mehr, mich zu wehren. Ich hasse diese Stimme. Warum kann sie mich nicht einfach in Ruhe lassen und aus meinem Kopf verschwinden?

Am Anfang tat sie mir noch gut. Sie hat die Leere in meinem Tag ausgefüllt, sie hat mich von Problemen, Stress und Ärger abgelenkt, indem sie mich in diese Kalorienwelt eintauchen ließ. Ich musste mich nicht mehr mit Kummer oder anderen unangenehmen Dingen groß auseinandersetzen. Denn dort in meinem Kopf gibt es nun sie. Sie, die alles andere neben dem eigentlichen Ziel, abzunehmen, unwichtig erscheinen lässt. Nichts ist wichtiger als das. Alle anderen Dinge sind zweitrangig.

Eine kurze Definition: Was ist »Magersucht«?

Anorexia nervosa gehört neben Bulimie und »Binge-Eating« zu den häufigsten Essstörungen. Früher galten Essstörungen als typische »Frauenkrankheit«, heute sind ebenso Männer davon betroffen. Insgesamt leiden in Deutschland 1,5 Prozent der Frauen und 0,5 Prozent der Männer an einer dieser drei Formen; 1,1 Prozent der Frauen und 0,3 Prozent der Männer davon an Magersucht. Laut der Bundeszentrale für gesundheitliche Aufklärung tritt eine Essstörung am häufigsten bei Jugendlichen zwischen 13 und 18 Jahren auf.[*] Etwa 10 bis 15 Prozent überleben die Magersucht nicht.

Das Wort »Anorexie« leitet sich vom griechischen »anorektein« ab, was so viel wie »appetitlos sein« bedeutet. Dieses beschreibt eine Magersucht jedoch nicht genau, denn häufig wird der durchaus vorhandene Appetit einfach unterdrückt. Obwohl die Betroffenen oft schon viel zu dünn sind, sehen sie sich immer noch als zu dick und versuchen in den meisten Fällen, bewusst weniger zu essen oder mehr Sport zu machen, um abzunehmen. Ihr Alltag wird von Zwängen bestimmt. Die Zahl auf der Waage gibt ihre Laune vor. Die Ansprüche an sich selbst, zu den Besten zu gehören, sind oft unerfüllbar.

Symptome, die auf eine Magersucht hindeuten und auf jeden zweifelsfrei anwendbar sind, gibt es nicht. Es gibt jedoch einige Anzeichen, bei denen man aufmerksam werden sollte. Dazu gehören zum Beispiel:
• das Ausbleiben der Periode
• große Angst, zuzunehmen
• starker Gewichtsverlust innerhalb kurzer Zeit
• das Bestreben, stets perfekt zu sein und zu den Besten zu gehören
• depressive Verstimmungen
• das Vermeiden von kalorienreichen Speisen

---

[*] *www.bzga-essstoerungen.de, 08.04.2015.*

Es gibt jedoch viel mehr Anzeichen, die man an sich selbst bemerken kann oder die für andere von außen deutlich zu sehen sind. Bei einer Magersucht spielt der Kopf eine große Rolle. Ihm ist es wichtig, die Kontrolle über den Körper zu bekommen. Ruhe, Entspannung oder Hunger dürfen nicht sein. Man darf keine vermeintliche Schwäche zeigen. Meist finden sich Betroffene in einer Zwickmühle wieder – zwischen den Wünschen des Umfeldes, den Bedürfnissen des eigenen Körpers und der strengen Kontrolle durch den eigenen Kopf.

Für Angehörige und Beobachter erscheint das Verhalten einer Magersüchtigen widersprüchlich und absurd. Häufig kochen Anorektiker für andere, sammeln Rezepte und verbringen sehr viel Zeit in der Küche – selbst etwas essen tun sie jedoch nicht.

Die Angst, »Durchschnitt« zu sein, wird durch den Wunsch, zu den Besten zu gehören, bestätigt. Auf der anderen Seite wird alles dafür getan, um nicht groß aufzufallen. Oft geht es bei einer Magersucht nicht vorrangig darum, dünn zu sein. Vielmehr ist die Anorexie als Hinweis auf andere, schwerer zugängliche Probleme zu sehen. Deshalb ist es so wichtig, den Schritt hin zu einer Therapie zu machen. Nur so ist eine erfolgreiche Behandlung dieser Krankheit möglich. Für viele Erkrankte bedeutet dies zunächst ein Eingestehen von Schwäche. Dass es gerade Stärke beweist, das eigene Problem zu erkennen und sich um Hilfe zu bemühen, wird häufig völlig außer Acht gelassen. Mithilfe eines Therapeuten wird dann das eigentliche Problem, das sich durch die Magersucht bemerkbar macht, erkannt und nach und nach aufgearbeitet. Nur so kann diese Erkrankung vollständig geheilt werden.

Wie hoch die Chancen sind, vollständig gesund zu werden, und wie lange die Behandlung dauert, ist immer unterschiedlich und kann pauschal nicht beurteilt werden. Man muss sich eine Magersucht als sogenanntes »neuronales Netzwerk« vorstellen. Je länger man den Weg der Anorexie geht, desto mehr festigt sich dieser Weg, es wird immer bequemer, ihn zu laufen. Wenn man sich dazu entschließt, von diesem Weg abzuweichen, um einen neuen Trampelpfad anzulegen, dann hat man den ersten Schritt in Richtung »Gesundwerden« bereits getan. Wie lange es dauert, bis aus diesem kleinen Trampelpfad ein richtiger Weg wird, muss allerdings jeder für sich selbst entscheiden.

*

Mein Buch soll denjenigen Mut machen, die selbst, so wie ich damals, in dieser scheinbar ausweg- und endlosen Spirale feststecken. Denn man kann es schaffen, aus diesem Kreis des ständigen Kalorienzählens, des Hungerns, der Selbstvorwürfe und der Unsicherheit auszubrechen, um zu entdecken, wie schön und unbeschwert ein Leben ohne diesen »ständigen Begleiter« sein kann.

Auch ich habe das eine Zeit lang vergessen und habe lange gebraucht, bis ich das »neue und gesunde Denken« zulassen konnte. Niemand wird sagen, dass es ein leichter Weg war. Aber dass er sich gelohnt hat, ist für jeden offensichtlich.

Außerdem hoffe ich, den Familien, Freunden, Bekannten, Lehrern und Beobachtern die für Außenstehende sehr schwer nachvollziehbare Gedankenwelt einer an Anorexie erkrankten Person näher zu bringen. Es ist sicherlich nicht einfach, das Verhalten einer Magersüchtigen zu akzeptieren oder gar zu verstehen. Aber es geht immer voran. Und es gibt immer einen Weg, egal wie schwer er zunächst erscheint. Und am Ende dieses Weges wird etwas Wundervolles warten.

Birte Jensen

1. KAPITEL

Abrutschen

Mit meinem Gewicht bin ich noch nie wirklich zufrieden gewesen. Am meisten hat mich mein Bauch gestört. Dieser Unterbauch, der sich beim Sitzen über den Hosenbund wölbt, »liegt in unseren Genen«, haben mir andere Familienmitglieder gesagt. Oder meine vollen Wangen, von denen ich mir immer gewünscht habe, sie würden etwas schmaler sein, damit mein Gesicht etwas Form bekäme. Erzählt habe ich davon niemandem etwas, aus Scham und aus Angst, sie würden über mich reden, nur weil ich dick bin. Ich habe mir immer eingeredet, ich könne ja sowieso nichts dagegen tun, wenn das Fett vererbt wird. Deshalb durfte auch niemand jemals mein wirkliches Gewicht erfahren.

Auch wenn ich die anderen Mädchen darum beneidete, dass sie enge Klamotten tragen konnten, entschied ich mich grundsätzlich für die weiteren, teilweise sogar schon zu großen Oberteile.

Meine drei besten Freundinnen und ich waren seit der fünften Klasse ein unzertrennliches Viergespann, und sie haben mich so genommen, wie ich war. Deshalb hat mir einfach der Anreiz gefehlt, abzunehmen oder gar eine Diät zu machen. Bis wir dann in verschiedene Klassen aufgeteilt wurden; Meike, Franziska und Kimberly in die eine, ich alleine in die andere. Von da an habe ich mich in der Schule unwohl und allein gefühlt.

Es ist nicht so, dass ich die anderen in meiner neuen Klasse nicht gekannt oder mich nicht mit ihnen verstanden hätte, doch jeder war dort in seiner »Gruppe«, so wie meine Freundinnen und ich es früher auch gewesen waren. Alle kannten sich von früher, und alle verband etwas Besonderes miteinander. Ich hatte nie wirklich das Gefühl, dass ich es geschafft hätte, in einer dieser Gruppen vollständig integriert zu sein; deshalb habe ich nach und nach angefangen, mich über Äußerliches zu definieren, wohl in der Hoffnung, dass dann endlich mal jemand auf mich aufmerksam werden würde.

April 2012

Auf die Idee mit der Diät komme ich, als wir auf dem Anmeldebogen für die Skifreizeit der Schule unser Gewicht angeben müssen.

»Neun Kilo in acht Monaten sollten doch zu schaffen sein!« Das ist der Plan, als ich mein Gewicht auf dem Papier um neun Kilogramm heruntermogele.

Statt der 72 Kilo, die ich zu diesem Zeitpunkt auf die Waage bringe, schreibe ich eine 63 in die Spalte zwischen Größe und Schuhgröße, denn das ist das Gewicht, das laut Internet für meine Körperlänge »ideal« ist. Dass ich in Wirklichkeit viel mehr wiege, erzähle ich niemandem.

August 2012

Bis zu diesem Monat gibt es für mich immer noch keine Veranlassung, mit dem Abnehmen anzufangen. Aber jetzt, wo schon die ganze Planung für die Skifreizeit beginnt, wir wöchentlich zur Skigymnastik gehen und die Ersten bereits ihre Skiklamotten eingekauft haben, kann es plötzlich gar nicht schnell genug gehen.

Doch neun Kilo in vier Monaten hört sich nicht mehr ganz so leicht zu schaffen an. Langsam eilt es ein wenig.

Von heute auf morgen lasse ich die Süßigkeiten, die ich so gern gegessen habe, weg. Ich achte ein wenig darauf, was ich zu mir nehme, und mache regelmäßig Sport. Mit einem Erfolg von fünf Kilo.

Auch wenn ich mein eigentliches Ziel von neun Kilo nicht ganz erreicht habe, bin ich sehr zufrieden mit mir und meiner Leistung. Das Lob der anderen über meine Disziplin und über meine gute Figur gibt mir Selbstbewusstsein und tut mir gut. Zunehmen möchte ich nun nicht mehr, und ich nehme mir vor, die vier Kilo noch nach der Freizeit abzuspecken. Dann bin ich bestimmt endgültig zufrieden mit mir und kann wirklich stolz auf mich sein.

Februar 2013

Ich bekomme so oft Komplimente dafür, dass ich mittlerweile zehn Kilo abgenommen habe. Ich wiege nun gute 62 Kilo und habe mein »Zielgewicht« erreicht.

»Du siehst so gut aus! Du hast aber ziemlich abgenommen!« oder »Wow, das könnte ich nicht, so eine Disziplin wie du hätte ich gerne!«, höre ich nun oft. Und genau das tut mir gut, denn ich habe das Gefühl, endlich gesehen zu werden.

In der Schule kann nun auch ich die Kleidung tragen, die gerade »angesagt« ist, und endlich finde ich, dass eine enge Röhrenjeans auch an meinen Beinen gut sitzt. Ich fühle mich viel wohler und von den anderen angenommen und habe absurderweise das Gefühl, nun, also mit neuer Figur, etwas mehr wert zu sein. Ich achte immer mehr auf das Äußere, und Oberflächlichkeiten, die mir früher nichts bedeutet haben, gewinnen zunehmend an Bedeutung.

Nun kann ich zwar mit dem mithalten, was die »coolen« Mädchen in unserem Jahrgang tragen, traue mich viel mehr, etwas auszuprobieren und endlich das anzuziehen, von dem ich schon immer geträumt habe, doch trotzdem bin ich noch nicht ganz zufrieden. Wie mag ich wohl mit 15 Kilo weniger aussehen?

Drei Monate später, im Mai 2013

Ich habe mein Mittagessen durch einen Salat ersetzt und mache wieder täglich Sport, damit ich schneller abnehmen kann. Mein Ziel habe ich längst überschritten, doch brauche ich das Lob, die Bestätigung und die Anerkennung der anderen. Ich will und muss einfach immer wieder hören, wie neidisch sie auf mich sind und dass sie auch gern so diszipliniert wären wie ich. Das tut meinem noch ziemlich angeknacksten Selbstwertgefühl gut. Immer und immer wieder muss ich mich selbst übertreffen, stecke mir höhere Ziele und fordere von mir selbst ein noch stärkeres Durchhaltevermögen. Außerdem habe ich große Angst vor dem Jo-Jo-Effekt. Denn was würde wohl passieren, wenn ich wieder normal äße? Was würden die anderen sagen, wenn die ganze Disziplin, für die sie mich jetzt noch bewundern, plötzlich verschwände?

Zunehmen möchte ich auf gar keinen Fall! Wenn ich jetzt zu viel Fett zu mir nehme, habe ich das Gefühl, ich könnte meinen Beinen, Armen und meinem Bauch beim Wachsen zusehen. Wie oft nehme ich mir einen Joghurt, einen Schokoriegel oder einfach nur ein paar Chips aus dem Süßigkeitenregal in der Küche, bleibe dann aber so lange vor der ungeöffneten Packung sitzen, bis ich sie letztendlich wieder in den Schrank zurücklege. Ich fühle mich so unglaublich stark, wenn ich wieder einmal aufs Neue den ganzen Kalorien widerstanden habe.

Das Lob, das ich fürs Abnehmen bekomme, bestärkt mich in meinem Gefühl, alles richtig zu machen. Denn niemand kann sehen, dass sich meine Gedanken schon zu dieser Zeit viel zu viel um Gewicht, Aussehen und Essen drehen. Aus einer zunächst harmlosen Diät ist mittlerweile eisernes Hungern geworden. Ich fange an, die Kalorien zu zählen und die Nährwerte, die ich pro Tag zu mir nehme, genauestens aufzuschreiben. Meine Angst, aus Versehen etwas zu essen, was mich plötzlich dick werden lässt, ist zu groß. So habe ich die Kontrolle, so brauche ich keine Angst zu haben. Nach den Sommerferien sollen sie alle Augen machen, nach den Sommerferien bin ich schlank und habe tolle Klamotten, dann gehöre ich endgültig dazu.

Tagebucheintrag vom 17. Mai 2013

Ich fühle mich wie ein altes, ausrangiertes Spielzeug, für das sich niemand mehr interessiert – schließlich gibt es mittlerweile ein neueres, viel besseres. Ich habe das Gefühl, überhaupt nichts wert zu sein. Keiner interessiert sich für mich. Ich weiß nicht, was ich falsch mache. Vielleicht liegt es daran, dass ich zu ruhig bin? Ich strenge mich doch an, zumindest in der Schule gut gelaunt, schlagfertig und glücklich zu wirken, aber manchmal klappt das einfach nicht.

Aber vielleicht liegt es auch einfach daran, dass ich ihnen nicht hübsch genug bin? Ja, vielleicht haben sie sogar Angst, dass man über sie reden könnte, wenn sie mit so einer wie mir befreundet sind. Ich sehe jeden Tag ihre wunderschönen Anziehsachen, die so eng geschnitten sind, dass ihre schlanken Figuren so perfekt betont werden. Meine Sachen kommen mir dagegen vor, als wären es alte Lumpen. Sogar der neue Pullover, den ich in der Umkleidekabine so toll fand und in dem ich mich so gut gefühlt habe, wirkt auf mich jetzt wie ein Teil aus der Altkleidersammlung.

Ich traue mich nun einmal nicht, solche Sachen zu tragen, egal wie sehr ich mir das wünsche. Es gibt so viele, die hübscher sind als ich. Ich will mich nicht mehr schäbig und unfein fühlen. Aber ich schaffe es nicht, dass sich etwas ändert. Ich möchte dünn sein. Dann kümmert sich vielleicht jemand um mich.

In den Sommerferien

Für die Sommerferien habe ich ein straffes Ernährungs- und Sportprogramm zusammengestellt, denn ich möchte den Zeiger der Waage unbedingt unter der 60 sehen. Meine Eltern fliegen mit meiner kleinen Schwester für zwei Wochen in ein Hotel nach Spanien, mit Halbpension. Also Buffet morgens und abends.

Ich werde erst eine Woche später nachkommen, denn die erste Urlaubswoche möchte ich auf jeden Fall dazu nutzen, noch etwas abzunehmen, um mir eine Art Puffer zu schaffen, sollte ich in der einen Woche im Urlaub bei der Verpflegung tatsächlich zunehmen. Außerdem freue ich mich auch auf eine entspannte Zeit ganz allein und möchte meinen Eltern beweisen, dass ich alt genug bin, um den Haushalt die paar Tage in Schuss zu halten. Ich habe zwar ein ziemlich schlechtes Gewissen, ihr Angebot, mit ihnen die ganzen zwei Wochen zu verbringen, zumindest zur Hälfte abgelehnt zu haben, aber ich sage mir, dass ich irgendwann sowieso überhaupt nicht mehr mit in den Urlaub käme und so schon einmal einen guten Kompromiss gefunden habe.

So oft haben sie mich gefragt: »Bist du dir sicher, dass du alleine hierbleiben möchtest? Hast du dir das gut überlegt? Komm doch die ganze Zeit mit uns mit!« Ich habe immer dankend abgelehnt, doch jetzt, zwei Wochen vor dem Abflug, wird mir mulmig, aber ich rede mir ein, genau die richtige Entscheidung getroffen zu haben, und verbiete mir jeden weiteren Gedanken daran.

Ich helfe meinen Eltern dabei, die drei Koffer die Treppe hinunterzutragen und sie im Kofferraum so zu stapeln, dass alles reinpasst. Drei Koffer. Bei dem Anblick schießen mir die Tränen in die Augen. Beim letzten Urlaub stand mein Koffer mit dabei, beim letzten Urlaub war noch alles gut, da wollte ich ja auch noch nicht unbedingt allein zu Hause bleiben. Wir verabschieden uns schnell voneinander, dann fährt das rote Auto vom Hof. Papa hupt noch zweimal, und ich winke ihnen zu. Dann gehe ich hoch in mein Zimmer und fange an zu weinen.

Ich fühle mich plötzlich so allein und hilflos – wie ein kleines Kind –, und ich wünsche mir so sehr, jetzt das Auto zu sehen, das wieder zurück auf den Hof kommt. Ich wünsche mir, dass meine Eltern aussteigen und mir sagen, alles sei nur ein Scherz gewesen und dass wir selbstverständlich nun alle zu viert fliegen würden. Aber ich weiß auch, dass das nicht passieren wird.

Den restlichen Tag verbringe ich in meinem Zimmer vor dem Computer. Ein letztes Mal entspannen, bevor morgen mein Sportprogramm losgeht. Denn wer weiß, was ich im Urlaub bei zweimal Buffet pro Tag zunehmen werde.

*

Am nächsten Morgen frühstücke ich direkt nach dem Aufstehen. Heute gibt es für mich ein Brötchen ohne das weiche Innenleben, mit etwas kalorienreduziertem Ketchup. Ich habe ausgewogen, dass ich, wenn ich den eigentlichen Inhalt des Brötchens nicht mitesse, etliche Kalorien sparen kann. Mein Hunger ist vom gestrigen Abend, an dem ich einfach nichts herunterbekommen habe, so groß, dass ich noch ein zweites Brötchen verdrücke. Damit die mahnende Stimme gar nicht erst so richtig loslegen kann, ziehe ich mir schnell die Sportklamotten an und tanze eine Stunde Zumba vor der Spielekonsole.

Da mich das noch nicht richtig müde gemacht hat und ich immer noch Kraft habe, überlege ich mir, mit dem Fahrrad zum Supermarkt zu fahren, um mir einen Salat für das Abendessen zu kaufen. Ich streife bestimmt eine Stunde lang an den Regalen entlang und suche nach Produkten, die vielleicht noch weniger Kalorien haben als mein Salat, aber außer einer extra fettarmen Tütensuppe mit 75 Kalorien pro Teller finde ich nichts. So habe ich immerhin schon ein Abendessen für morgen.

Nach so viel Sport heute kann ich mir doch mal eine Kleinigkeit mehr erlauben, denke ich mir, als ich einen Becher kalorienarmen

Schokopudding in den Korb lege. Dann kann ich mich auf nichts anderes mehr konzentrieren als auf den Joghurt, der in meinem Korb hin und her rutscht. Für mich ist es ein Becher voll mit fiesen Kalorien, voll mit Fett und Zucker.

Es fühlt sich an, als hätte ich zwei Stimmen in mir, die immer gegeneinander argumentieren. Die eine sagt: »Komm, nimm den Pudding und iss ihn. Du kannst es dir erlauben, und du hast ihn dir wirklich verdient! Die Kalorien, die das Ganze mehr hat als ein Salat, die hast du dir heute schon dreimal wieder abtrainiert.«

Darauf hält die andere dagegen: »Aber wenn du diesen Pudding nicht nimmst, hast du dir immerhin schon wieder die Kalorien dafür gespart und nimmst etwas mehr ab, auch wenn es nicht viele Kalorien sind, lieber wenige Kalorien einsparen als gar keine, nicht wahr?«

Ich weiß nicht, wo die Stimme herkommt, die mir verbietet, den Becher mit dem Pudding zu kaufen. Früher gab es sie nicht, doch heute gewinnt sie mal wieder das Duell, ich lege den Schoko-pudding zurück ins Kühlregal und versuche, mir einzureden, dass ich eigentlich gar keine Lust auf das süße Zeug gehabt habe. Es ist ja schließlich nur für eine begrenzte Zeit. Nur, bis ich endlich dünn bin.

Auf dem Rückweg mache ich einen Umweg über mehrere Dör-fer, und so ist es Mittag, als ich wieder zu Hause ankomme. Dort setze ich mich vor den Computer und suche nach Rezepten für kalorienarme Salatdressings, durch die ich das fertige Dressing in meiner Salatbox ersetzen kann. Eigentlich verbrennt Rumsitzen zu wenig Kalorien, aber meine Beine sind zu müde, um noch eine Runde mit dem Fahrrad zu drehen. Deshalb durchsuche ich das Internet weiter nach Kalorientabellen, Abnehm-Tipps und Diät-Re-zepten. So habe ich wenigstens indirekt etwas für meine Figur getan und brauche kein allzu schlechtes Gewissen zu haben, weil mein Körper heute keine Lust auf noch mehr Sport hat. Die nächsten Tage verlaufen ähnlich wie der erste, nur dass meine Beine von Tag zu Tag müder und schwächer werden, während mein Trainingsplan weiter wächst.

*

Einen Abend lädt mich meine Patentante zum Abendessen zu sich ein. Sie weiß, dass ich eine Diät mache, und hat mir versprochen, einen extra kalorienarmen Auflauf zuzubereiten. Ich weiß nicht, was mich erwarten wird; deshalb fahre ich vorsichtshalber mehrere Stunden mit dem Fahrrad, bevor es Abend wird. Rein vorsorglich, denn wer weiß, was sie unter »kalorienarm« versteht. Mehr als meine Suppe mit 75 Kalorien wird ein Auflauf bestimmt haben.

»Möchtest du nicht noch ein wenig?«

»Nein, danke. Ich bin wirklich total satt, es war sehr lecker«, sage ich und ignoriere meinen Magen, der gerne noch etwas mehr von dem leckeren Essen gehabt hätte. Aber in dem Auflauf sind Nudeln, und die passen mit fast 400 Kalorien auf 100 Gramm auf keinen Fall in meinen Diätplan. Von wegen kalorienarm! Um nicht unhöflich zu sein, habe ich mir einen halben Teller voll genommen und extra langsam gegessen, damit bloß keiner auf die Idee kommt, mir noch etwas aufzutun.

*

Für den nächsten Tag bin ich mit einer Freundin verabredet. Zuerst wollen wir nach Hannover fahren, um dort zu shoppen. Abends haben wir uns Karten für einen Ball besorgt, der in der nächstgrößeren Stadt stattfinden soll.

Wir treffen uns morgens nach dem Frühstück und radeln auf unseren Fahrrädern direkt zum Bahnhof, der nur gute sechs Kilometer von meinem Zuhause entfernt ist. Auf der Suche nach einem geeigneten Outfit für heute Abend schlendern wir stundenlang durch die Läden und verbringen eine halbe Ewigkeit in den

Umkleidekabinen der großen Geschäfte. Für mich ist heute nichts dabei. Ich gefalle mir einfach nicht. Um ehrlich zu sein, habe ich mir in den letzten Wochen an keinem einzigen Tag mehr richtig gefallen. Alles, was ich anprobiere, sitzt bei Franziska besser und bringt meinen meiner Meinung nach immer noch viel zu dicken Körper erst richtig zur Geltung.

»Irgendetwas werde ich schon in meinem Schrank zu Hause finden«, mache ich mir selbst Mut. »Heute war einfach nicht mein Tag.«

Gegessen habe ich heute noch nichts, außer einem trockenen Toastbrot am Morgen. Ich habe tierische Kopfschmerzen, und mir ist schwindelig, deshalb kaufe ich mir zum Abendessen einen kleinen Salat, natürlich ohne Dressing. Eigentlich hatte ich vor, heute gar nichts mehr zu essen. Wenn ich schon mal allein zu Hause bin, dann muss ich das auch ausnutzen. Aber lieber esse ich etwas, als umzukippen oder den ganzen Abend aus Hunger nur ans Essen denken zu können.

*

Obwohl ich auch die weiteren Tage immer gut beschäftigt bin, fühle ich mich einsam, allein und vermisse meine Familie. In meinem Kopf dreht sich alles nur noch um Sport und darum, in der kurzen Zeit so viel wie möglich abzunehmen.

In der Nacht schließe ich mich in meinem Zimmer ein und lege ein großes Messer auf meinen Nachttisch. Ich kann kaum noch schlafen, weil ich so eine Angst habe, dass Einbrecher im Haus sein könnten, und ständig bilde ich mir ein, Stimmen und Schritte im Haus zu hören. Ich bekomme Panikattacken und kann nachts kaum noch schlafen. Für mich wird das die stressigste Woche meines Lebens.

Tagebucheintrag vom 2. Juli 2013

Ich bin so allein. Allein im Haus und alleine mit mir selbst. Wobei ... Nein, nicht ganz allein. Da ist eine neue Seite in mir. Eine Seite, die auf ganz andere Dinge Wert legt als alles, was vorher da war.

Vielleicht ist das der Start in ein »neues Leben«! Diese Seite achtet darauf, dass ich schlank werde, sie spornt mich an und zeigt mir, wie das Abnehmen geht. Diese Seite scheint das Leben verstanden zu haben.

Mein Tag bekommt eine Aufgabe, ich habe das tägliche Ziel, nicht mehr als tausend Kalorien zu mir zu nehmen, zu erfüllen, und dann werde ich schlank. Manchmal wünsche ich mir schon, dass sie verschwindet, und ein bisschen unheimlich kommt sie mir auch vor, denn ich kann mich nicht gegen sie durchsetzen, einfach weil sie so streng zu mir ist.

Aber dann zeigt sie mir wieder mein Ziel und gibt mir so viele Gründe, für die es sich lohnt, sich zu quälen. Ich glaube ihr einfach mal. Eine Diät hat schließlich jeder mal gemacht, und es ist ja auch nur für eine begrenzte Zeit. Morgen geht es in den Urlaub. Ich hoffe, dass mir dort meine ganzen Pläne nicht ruiniert werden. Aber ich werde mein Bestes geben.

Umso erleichterter bin ich, als der Tag des Abfluges gekommen ist und die Zeit, alleine zu Hause, für mich endlich zu Ende ist. Meine selbst aufgeschriebenen Diätpläne und Kalorientabellen lege ich ganz nach unten in den Koffer, direkt zu meinen Sportsachen, die ich eingepackt habe, um frühmorgens, wenn alle noch schlafen, vor dem Frühstück am Strand joggen zu gehen. Man weiß schließlich nie, was kommt. Als Reiseproviant habe ich ein Paket Reiswaffeln dabei, damit werde ich den Tag wohl überstehen.

Ich fühle mich erwachsen, unabhängig und total selbstständig, wie ich in meiner lockeren Chinohose, die ich mir erst ein paar Wochen zuvor mit meiner Patentante beim Shoppen ausgesucht habe, und dem dazu passenden Oberteil alleine durch die große Wartehalle des Flughafens laufe. Ich habe ein Dauergrinsen im Gesicht, ein Kribbeln im Bauch und fühle mich seit langer Zeit einmal wieder frei und richtig gut. Hier gibt es keine Möglichkeit, sich die Inliner aus dem Schrank oder das Fahrrad aus dem Schuppen zu holen. Hier haben die Stimmen in meinem Kopf endlich einmal Pause, hier können sie mich nicht dazu zwingen, Sport zu machen.

Ich suche meinen Platz im Flugzeug. In der ersten Reihe, zwischen lauter kleinen Kindern, die mit ihren Eltern in den Urlaub fliegen, komme ich mir plötzlich so einsam und klein vor. Nichts ist mehr da von dem erhabenen Gefühl von vorhin, als ich zum Check-in gelaufen bin, das Kribbeln im Bauch ist nun vollständig weg.

Jetzt reiß dich zusammen, sage ich mir. Aber nichts fühlt sich mehr gut an. Meine schicken Klamotten wirken plötzlich ziemlich dämlich auf mich. Am liebsten würde ich mich jetzt verstecken, damit mich keiner sieht. Verdammt, warum bin ich jetzt bloß so unsicher? Ich habe das Gefühl, jeder beobachtet mich und tuschelt hinter meinem Rücken, obwohl sie mich gar nicht kennen und nicht wissen können, was sich in meinem Kopf gerade für Szenarien abspielen.

Den Rest des Fluges verbringe ich damit, auf meinen Bauch zu starren, der sich über dem Hosenbund abzeichnet, sobald ich mich zu sehr nach vorne lehne. Die Tatsache, dass das jeder sehen kann, macht mich richtig nervös. Ich versuche, den Bauch einzuziehen, und zwar so lange, wie es geht. Aber sobald ich einatme, sieht man ihn wieder. Ich kann nichts dagegen tun, mir schießen einfach die Tränen in die Augen, und ich renne schnell auf die Toilette, damit mich keiner weinen sieht.

*

Meine Familie steht hinter der Absperrung in der Wartehalle, als ich mit meinem schweren Koffer durch die Tür, die den Abfertigungsbereich von der großen sterilen Halle trennt, komme. Sofort laufe ich ihnen entgegen und bin so erleichtert, nun endlich nicht mehr allein sein zu müssen. Mama umarmt mich: »Schön, dich hier zu haben, Große! Wir haben dich vermisst, ohne dich sind wir nicht komplett.« Als sie das sagt, kommen mir schon wieder die Tränen. Ich fühle mich, als habe ich meine Familie im Stich gelassen, und verspreche mir selbst, sie nie wieder alleine zu lassen, nur um meinen eigenen Willen durchzusetzen. Dann geht es mit dem Auto endlich Richtung Hotel.

*

Im Hotel gibt es morgens Eier in allen Variationen, Müsli, Joghurt, Pfannkuchen, Brot und Brötchen mit den verschiedensten Belägen und Aufstrichen. Aber vor allem gibt es auch eine Theke mit Obst und frischem Gemüse. Das Frühstück ist also erst einmal theoretisch kalorientechnisch entschärft, aber mein hungriger Bauch macht bei dem Anblick des vielen Essens einen gefühlten Luftsprung vor Freude, und ich befürchte schon, dass mir meine Beherrschung einen gehörigen Strich durch die Rechnung machen wird. Für die Zeit in Spanien habe ich mir eine Kaloriengrenze von 1.100 Kalorien pro Tag gesetzt. Das sind immerhin 100 Kalorien mehr als sonst, es ist ja schließlich Urlaub. Außerdem möchte ich meinen Eltern diese Zeit nicht vermiesen, deshalb zwinge ich – entgegen meinem Diätplan – noch ein extra Brötchen in mich hinein, denn ich weiß genau, dass sie meinen leeren Teller nur mit kritischem und besorgtem Blick begutachten würden. In meinem Kopf tobt derweil wieder einmal ein Kampf zwischen der Stimme der Magersucht und der Stimme der Vernunft.

»Das hast du gut gemacht! Es tut dir gut, und vor allem hast du deinen Eltern eine kleine Freude machen können, als du dir noch einen Teller nachgeholt hast. Du solltest stolz auf dich sein.« – »Stolz?! Von wegen! Schämen solltest du dich, wo ist deine Disziplin geblieben? Wer weiß, was dich beim Abendessen noch erwartet! Und das, wo du hier nicht einmal Sport machen kannst! Na warte nur ab, du wirst zu Hause auf der Waage schon noch sehen, was du davon hast.« Die beiden Stimmen schreien in meinem Kopf, und jede versucht, mich von ihrer Meinung zu überzeugen. Ich habe das Gefühl, jeden Tag wird die neue Seite in mir, die mir verbietet zu essen und mich zum Abnehmen treibt, stärker, die normale Seite dagegen schwächer. Ich fühle mich wie weggetreten, als sei ich in meiner eigenen Welt, über die ich mit niemandem reden kann, weil sie sowieso niemand verstehen würde. Abgesehen davon wüsste ich nicht einmal, wie ich diese Stimmen beschreiben sollte. Ich kann ja selbst nicht begreifen, warum mich Gedanken, die in meinem eigenen Kopf entstehen, so fertigmachen können. Können sie mich nicht wenigstens hier im Urlaub in Ruhe lassen?

Bis zum Abend esse ich den ganzen Tag nichts mehr, obwohl mein Magen ab Mittag mal wieder anfängt zu knurren und sich der Hunger mit Kraft- und Energielosigkeit bemerkbar macht. Meine Beine werden schlapp und meine Augen schwer. Durch die Hitze bekomme ich Kopfschmerzen und kann mich auf nichts mehr richtig konzentrieren. Am liebsten würde ich mich einfach ins Bett legen, aber ich darf mir nichts anmerken lassen. Während des Abendessens versuche ich, mich zusammenzureißen, und schaufele mir den Teller mit Gemüse voll. Immerhin sieht es so aus, als würde ich normal essen. Aber Mama durchschaut meinen Schwindel und bringt mir extra mein Lieblingsessen mit, das ich bis vor ein paar Monaten noch so gern gegessen habe. Ohne Kontrolle über mich stürze ich mich hungrig darauf, es schmeckt einfach köstlich.

Zurück auf meinem Zimmer bekomme ich dann direkt die Strafe: Die Stimme in meinem Kopf schreit mich an und setzt mich so sehr unter Druck, dass ich nicht weiß, wie ich ihn wieder loswerden kann. Am liebsten würde ich schreien, aber das geht nicht. Ich balle meine Hände zu Fäusten und drücke sie so fest gegeneinander, wie ich kann. Ich beiße mir auf die Lippe, bis sie anfängt zu bluten, ich reiße mir dir Fingernägel ab, bis kaum noch etwas da ist, aber nichts hilft. Irgendwann bin ich so erschöpft, dass ich anfange zu weinen. Ich kann gar nicht mehr damit aufhören, denn die Stimme in meinem Kopf, die mich so quält, die mich so in Stress versetzt, dass ich schreien könnte, gibt einfach keine Ruhe. Ich weiß nicht, was sie von mir will, was ich tun soll, damit sie Ruhe gibt und mich einfach in Frieden lässt. Das ist das erste Mal, dass ich überlege, das ganze Essen auf eine andere Art und Weise als nur durch Sport loszuwerden. Zum Glück habe ich ein eigenes Badezimmer. Ich setze mich auf den Rand der Badewanne und binde mir die Haare nach hinten, bereit, das zu tun, was ich bei anderen immer verurteilt und als »bescheuert« abgetan habe. Aber ich kann mich nicht überwinden. Trotzdem bin ich erleichtert, ich habe es wenigstens versucht.

Ich kann nun meinem Bauch, meinen Oberschenkeln und meinen Armen förmlich beim Wachsen und Wieder-dick-Werden zusehen. Überall sehe ich plötzlich nur noch Fett und schwabbelige Haut. Ich muss mich wiegen, um mein Gewicht zu kontrollieren, vielleicht werde ich ja wieder ruhig, wenn ich sehe, dass ich noch nichts zugenommen habe. Aber im Hotel gibt es keine Waage. Die quälenden Gedanken daran, dass sich das Essen von heute eventuell schon auf meinen Hüften abgesetzt haben könnte, lassen mich die ganze Nacht nicht schlafen. Ich bekomme, selbst hier im Urlaub, furchtbares Heimweh und will nur noch nach Hause. Ständig muss ich mich verstecken, muss so tun, als sei alles in Ordnung, muss es so aussehen lassen, als äße ich wie vorher – als sei mir egal, was ich zu mir nehme. Ist es aber nicht. Deshalb stelle ich mich den nächsten Morgen direkt nach dem Frühstück für ein wenig Kleingeld in einer Apotheke auf eine öffentliche Waage. Das Ergebnis löst bei mir Entsetzen aus. Drei Kilogramm mehr als vor meiner Abreise gestern! Aber kann das sein? Drei Kilogramm Fett entsprechen

21.000 Kilokalorien. So viel kann ich die letzten zwei Tage unmöglich zu mir genommen haben. Ich muss etwas für die Kleidung und das Frühstück, das mir noch schwer im Magen liegt, abziehen. Aber wie viel das ist, beschäftigt mich für die nächsten Stunden und verwickelt mich in immer komplizierter werdende Berechnungen.

Das Frühstück fällt an diesem Morgen sehr gering aus. Sollte ich wirklich schon zugenommen haben, muss das schnellstmöglich wieder runter! Es gelingt mir einfach nicht mehr, die Gedanken abzustellen, sie beiseitezuschieben. Stattdessen fühlt es sich so an, als verlöre ich komplett die Kontrolle. Die Kontrolle über mich, mein Umfeld und meine Gedanken. Wenigstens habe ich meinen Körper im Griff, den ich über Kalorien steuern kann. Esse ich mehr, wird auch mein Körper mehr, esse ich weniger, dann werde auch ich weniger. Und ich will, nein, ich muss dünn sein! Dann steche ich endlich einmal heraus, dann bin ich das erste Mal mehr als »nur« Durchschnitt. Dann komme ich vielleicht an meine Schwester heran, die mir so perfekt erscheint mit ihrem flachen Bauch, ihrem Modebewusstsein und ihren tollen Schulnoten, für die sie von allen gelobt wird.

Auf meine Schwester war ich schon immer eifersüchtig. Schon seit sie in der Schule ist, bringt sie bessere Noten mit nach Hause, als ich es je getan habe. Sie kam mir schon immer als die hübschere von uns beiden vor, mit ihren dunkelbraunen Haaren und der leicht bräunlichen Haut. Ich werde wohl nie vergessen, wie wir unseren Großeltern unsere Zeugnisse gezeigt haben. Beide waren wir total stolz darauf. Sie auf ihre Eins in Deutsch, ich auf meine Drei in Mathe. »Aber die besseren Noten hat ja die Kleine«, bemerkten sie mit einem Lächeln im Gesicht. Obwohl ich auch damals schon wusste, dass keiner von mir Höchstleistungen oder gar dieselben Noten verlangt, wie meine Schwester, die vier Klassen unter mir ist, sie nach Hause brachte, habe ich die Ironie nicht herausgehört. Deshalb bin ich weinend nach Hause geradelt und habe mein Zeugnis niemandem mehr zeigen wollen. Ich weiß, dass sie das nicht böse gemeint haben, aber trotzdem hat es mich verletzt, denn es hat mein Gefühl, weniger wert zu sein als meine Schwester, nur verstärkt. Und dieses Gefühl verschwand nie. Doch das wird sich ändern. Denn abgenommen und auf etwas verzichtet hat sie noch nicht. Das kann nämlich nur ich. Ich zähle die Tage bis zur Abreise. Dann kann ich mich endlich wieder auf die Waage stellen, ich habe die Kontrolle, und auf den Verpackungen der Produkte stehen Kalorienangaben. Dann muss ich diese Ungewissheit nicht mehr ertragen, dann habe ich wieder feste Zahlen, Tatsachen, an denen auch die Stimme in meinem Kopf nicht zweifeln kann. Obwohl ich die Zeit mit meiner Familie genieße, fühle ich mich gleichzeitig unwohl und kann es kaum erwarten, zurück nach Hause zu kommen. Doch die Tage bis dahin ziehen sich wie Kaugummi. Jeden Tag esse ich weniger, denn ich habe das Gefühl, in fünf Tagen mindestens fünf Kilo zugenommen zu haben. Je länger ich darüber nachdenke, umso dicker erscheinen mir meine Beine, mein Bauch und mein Po. Über meinen Bikini ziehe ich ein weites T-Shirt, schließlich soll das keiner sehen.

Dass ich am heiß ersehnten Tag überhaupt noch in meine Jeans passe, erscheint mir wie ein Wunder. Während die anderen die Koffer aus dem Auto laden, renne ich schnell hoch ins Badezimmer. »Ich muss dringend auf Toilette«, rufe ich die Treppe runter und schließe die Tür ab, reiße mir die Klamotten herunter, atme aus und halte die Luft an. 58,8 Kilo. Das kann ich nicht glauben. Ich muss mich noch einmal wiegen. Ausatmen, Luft anhalten und rauf auf die Waage. Wieder 58,8. Ich kann es nicht fassen! Ich habe nicht nur nichts zugenommen, sondern auch noch ein wenig abgenommen! Die ganze Anspannung der letzten Tage fällt von mir ab, und ich fühle mich so glücklich und erleichtert wie den ganzen Urlaub über nicht! In diesem Moment könnte ich die Welt umarmen. Trotzdem ziehe ich mich schnell wieder an und helfe meinem Vater dabei, das Gepäck aus dem Auto zu räumen, damit keiner merkt, dass ich gar nicht auf der Toilette gewesen war, sondern genau das getan habe, was meine Eltern die ganze Zeit befürchtet haben.

Nach den Sommerferien, 8. August 2013

Ich wiege mittlerweile 57 Kilogramm. In den Sommerferien habe ich durch mein strenges selbst zusammengestelltes Diätprogramm noch einiges an Gewicht verloren. Meine Periode habe ich seit zehn Wochen nicht mehr bekommen, aber im Internet habe ich gelesen, dass sich der Körper erst einmal auf das neue Gewicht und auf den vorausgegangenen Gewichtsverlust einstellen muss. Also noch lange kein Grund zur Sorge, denke ich mir, als ich mich vor dem Spiegel anschaue. Morgen beginnt die Schule wieder, morgen wird mein großer Tag! In die enge Jeans, meine »Motivationsjeans«, in Größe 34, die mir schon immer so gut gefiel, passe ich nun endlich rein! Sie sitzt an den Oberschenkeln zwar noch etwas eng, aber wenn alles so gut läuft wie bisher, wird es nicht mehr lange dauern, und sie wird perfekt sitzen. Zwar sehe ich noch ein kleines Bäuchlein über meinem Hosenbund, aber das stört mich nicht weiter. Das hat schließlich jeder. Oder doch nicht? Den ganzen Abend lang probiere ich verschiedene Anziehsachen an, um für morgen das perfekte Outfit zu finden. Eines, das mich dünn erscheinen lässt, bei dem jeder sehen kann, dass ich abgenommen habe, und das meinen trotz der Diät noch vorhandenen Unterbauch gut versteckt. Ich freue mich auf die Gesichter meiner Mitschüler, wenn sie mich nach sechs Wochen wiedersehen und ich mich komplett verändert habe. Was werden die Augen machen!

Am nächsten Morgen würde ich das Frühstück am liebsten ausfallen lassen, aber das lässt meine Mutter nicht zu. »Wenigstens eine Kleinigkeit«, sagt sie. »Du brauchst zum Denken Energie.«

Also gut, denke ich mir, als sie mir zwei frische Brötchen vor die Nase legt und ein Glas Milch dazustellt. Was will sie eigentlich von mir? Denkt sie im Ernst, dass ich die fette Milch einfach so trinke? Nein, nicht mit mir. Ich werde doch nicht schon 90 Kalorien für ein Glas Milch verbrauchen. Zum Glück klingelt in dem Moment das Telefon. »Ach, guten Morgen, Sabine«, höre ich Mama beim Weggehen in den Hörer sagen. Ich schütte die Milch schnell in den Abfluss, nehme das Innenleben aus den zwei Brötchen und wiege sie anschließend ab, damit ich genau ausrechnen kann, wie viele Kalorien sich noch darin befinden. Solange meine Mutter im Wohnzimmer telefoniert, brauche ich mir auch keinen Belag auf die Hälften zu schmieren. Das Weiche der Brötchen lasse ich, eingewickelt in zwei Küchentüchern, in meiner Hosentasche verschwinden, um es später auf dem Weg zur Schule in den Müll zu schmeißen. Insgesamt habe ich also, die Milch eingerechnet, schon einmal 140 Kalorien gespart. Dafür stürze ich im Anschluss daran drei Gläser Cola light in mich hinein. Die macht meinen Bauch wenigstens für einen Moment voll, und ich bekomme das Gefühl, wirklich satt zu sein. Selbst beim Frühstück – der für mich wichtigsten Mahlzeit des Tages – lege ich alles darauf an, so viele Kalorien wie möglich zu sparen und mit der kleinstmöglichen Menge Essen meinen Hunger zu stillen. Ich gehe schnell nach oben, um mich zu Ende fertig zu machen. Dann verabschiede ich mich von meiner Mutter und schwinge mich auf mein Fahrrad, denn so verbrenne ich auf dem Weg zur Schule die Kalorien, die ich beim Frühstück zu mir genommen habe.

*

Der Raum, in den ich für die erste Stunde muss, liegt im zweiten Stock. Auf der Hälfte der Treppe merke ich, wie meine Beine nicht mehr können und meine Knie drohen nachzugeben, sodass ich erst mal eine Pause einlegen muss. Damit keiner etwas mitbekommt, tue ich so, als suchte ich etwas in meiner Tasche, bis die Gruppe der Jungen aus dem Jahrgang unter mir an mir vorübergegangen ist. Dann bin ich endlich oben angekommen, der Raum ist noch beinahe leer. Aus meiner Sitzreihe ist noch niemand da, auch meine Freundinnen habe ich heute noch nicht gesehen. Außer dem normalen »Guten Morgen« der anderen bekomme ich keine besondere Aufmerksamkeit. Habe ich etwa noch nicht genug abgenommen, dass sie es bemerken? In der Pause stehen wir alle zusammen unten, in der Cafeteria. Fast jeder, der hier steht, hat ein Pausenbrot, Süßigkeiten oder ein Brötchen vom Bäcker in unserer Schule in der Hand. Außer mir. Denn für mich steht heute außer den zwei Brötchen ohne Innenleben und einem Glas Wasser zum Frühstück erst einmal nichts auf dem eigens von mir zusammengestellten Ernährungsplan. Ich beneide die anderen um ihr zweites Frühstück und denke an mein Brötchen, das ich auf dem Schulweg im Mülleimer versenkt habe. Mein Magen knurrt, aber ich muss hart bleiben. Essen bedeutet, schwach zu werden. Aber ich bin stark. Und das soll jeder sehen können. Auf Fragen wie »Hast du gar keinen Hunger?« oder »Soll ich dir nicht ein Brötchen mitbringen?« reagiere ich abweisend und antworte: »Ne, Hunger habe ich nicht. Ich habe heute morgen so viel gefrühstückt, das glaubst du nicht, in meinen Bauch passt echt nichts mehr rein!« Dabei lache ich, obwohl es in Wirklichkeit ganz anders in mir aussieht.

»Möchtest du nicht wenigstens ein paar M&Ms?«, fragt Meike und hält mir die dunkelbraune kleine Tüte vor die Nase. »Komm, die werden bei deiner Diät doch wohl drin sein, wenn du sonst schon nichts isst.« Na klar möchte ich! Aber ich darf nicht. Deshalb antworte ich nur: »Ne, danke. Lieb von dir, aber ich möchte wirklich nicht. Du weißt doch, von Zucker bekomme ich sofort Pickel im Gesicht!« Ich werde stark bleiben, da können sie sagen, was sie wollen.

»Mensch, hast du denn nicht einmal ein Brot dabei?«, fragt sie weiter.

»Nein, auch nicht. Ich habe meine Brotdose zu Hause auf dem Tisch liegen lassen. Ich hab im Bad getrödelt und bin viel zu spät losgefahren. Aber ich hab eh so viel gefrühstückt, ich hab noch gar keinen Hunger, von daher passt das schon.« Das zweite Mal gelogen. Verdammt, warum sage ich nicht einmal meiner besten Freundin die Wahrheit? Dass ich in Wirklichkeit noch weiter abnehmen will, in der Hoffnung, mich gut zu fühlen, dass ich Kalorien zähle und dass ich neuerdings eine Stimme im Kopf habe, die alles dokumentiert, was ich esse, und die mich fertigmachen würde, wenn ich einen Tag lang die strenge Kontrolle über mein Essen ablegen würde. Ich spiele sogar kurz mit dem Gedanken, sie einfach beiseitezuziehen und mit ihr über alles zu reden. Das würde bestimmt guttun, aber es geht nicht. Nachher hält sie mich für komplett bekloppt und will nichts mehr mit mir zu tun haben! Nein, das geht wirklich nicht. Ich will Meike nicht verlieren. Also lasse ich es bleiben.

*

Als ich nach Hause komme, steht eine große Schüssel voll mit dampfenden Nudeln und einer fettigen Soße mit Fleisch darin auf dem Tisch. Das hatte ich für heute nicht einkalkuliert. Nudeln haben auf 100 Gramm 368 Kalorien und 74 Gramm Kohlenhydrate – viel zu viel für mich. Von der Soße ganz zu schweigen. »Oh das sieht ja lecker aus«, quetsche ich heraus und versuche, dabei möglichst freundlich auszusehen. »Wie viele Personen erwartest du denn, so viel, wie du gekocht hast?«

»Viel? Das bisschen ist doch nicht viel, das sind gerade einmal drei Portionen! Komm, setz dich schon einmal hin, ich hole nur eben schnell noch Getränke aus dem Keller.

Drei Portionen? Die spinnt doch, das reicht mindestens für fünf Personen! Ich greife mir meinen Teller, direkt nachdem sie aus der Tür ist, stelle ihn auf die Waage und drücke auf die Tara-Funktion, bis das Display null anzeigt. Dann nehme ich mir einen kleinen Löffel voll Nudeln, gerade so viel, dass die Kalorienmenge, die das Ganze hat, für mein Mittagessen noch akzeptabel ist, und kippe

mir schnell den Ketchup mit nur sechs Kilokalorien pro Esslöffel
darauf. Dann sieht es wenigstens so aus, als habe ich kein Problem
mit dieser fetten Soße. Aber schon beim Anblick meines Tellers
wird mir schlecht. »Sie wird mich zwingen, die Nudeln zu essen«,
schießt es durch meinen Kopf, gerade als ich überlege zu sagen, mir
sei übel, was in diesem Moment ja nicht einmal gelogen wäre. Also
arrangiere ich mich mit der Mini-Portion auf meinem Teller. Das
Wetter ist schön und ich habe heute nichts für die Schule zu tun. Da
bleibt mir also genug Zeit, um eine Fahrradtour zu unternehmen.

Als Mama wieder hochkommt, blickt sie mich ungläubig an. »Ist
das dein Ernst?«, fragt sie, mit Blick auf meinen Teller. »Davon wird
ja noch nicht einmal deine kleine Schwester satt! Komm, nimm dir
noch etwas.« Als sie das sagt, hat sie schon den Löffel in der Hand
und klatscht mir einen großen Berg Nudeln auf den Teller. Das ist
zu viel, jetzt kann ich mich einfach nicht mehr zurückhalten. Sie hat
meine kompletten Berechnungen ruiniert! Theoretisch müsste ich
jetzt alles wieder in den Topf zurückkippen und alles neu wiegen
und ausrechnen. Ich schreie sie an, was sie sich einbilde, ob sie denke, ich könne nicht alleine entscheiden, was ich esse! Dabei fange
ich vor lauter Wut an zu heulen und zu toben. Mama blickt mich
erschrocken und traurig an. Dann renne ich hoch in mein Zimmer
und schließe die Tür hinter mir ab. Immerhin bin ich so um das
Mittagessen herumgekommen. Aber was ist bloß los mit mir? »Sie
hat es doch bloß gut gemeint und sich Sorgen um dich gemacht.
Du weißt, dass sie nichts mehr möchte, als dass es dir gut geht.« –
»Bist du bescheuert? Sie will dich nur mit Kalorien vollstopfen und
deine Arbeit zunichtemachen! Hätte sie nicht wenigstens fragen
können?«

Die beiden Stimmen wieder. Aber gerade ist mir das egal. Ich
bin so ungerecht zu ihr gewesen, das darf mir nicht noch einmal
passieren. Aber ich bin zu feige, um runterzugehen und mich bei
ihr zu entschuldigen. Nach zwei Stunden klopft es an der Tür, und
Mama kommt in mein Zimmer. »Mensch, Große, was ist denn los

mit dir?«, fragt sie und umarmt mich. »Papa und ich machen uns
so große Sorgen um dich.« Ich kann nicht anders und muss schon
wieder weinen. In den letzten Monaten bin ich sowieso zur Heul-
suse mutiert, da ist das eine Mal mehr Weinen auch nicht mehr
schlimm. Ich drücke sie einfach, so fest ich kann. »Es tut mir leid«,
flüstere ich. »Heute ist nicht mein Tag.«

Sie streichelt über meinen Kopf. »Es ist alles gut. Versprich mir,
dass du keine Dummheiten machst, in Ordnung?« Dann lässt sie
mich wieder allein. So vergehen die nächsten Wochen. Meinen
Tagesablauf habe ich nun zum größten Teil meinem Essens- und
Sportprogramm angepasst. Meine Hausaufgaben und das Lernen
für Klausuren erledige ich gewissenhafter als jemals zuvor in meinem Leben, weil die Stimme in meinem Kopf mich jedes Mal aufs
Neue zu Höchstleistungen und Disziplin antreibt. Mittags, solange
es hell ist, mache ich Sport, am Abend lerne ich bis nachts. Alle sind
stolz auf meine Leistungen und guten Noten, jeder ist zufrieden
mit mir. Außer die Stimme in meinem Kopf. Denn die treibt mich
immer weiter. Sie zwingt mich zum Lernen, sie zwingt mich dazu,
meine Hausaufgaben besser und ordentlicher als jeder andere zu
erledigen, sie zwingt mich dazu, Extraaufgaben zum Üben zu machen. Sie lässt mich nicht mehr schlafen, bevor ich mein Zimmer
nicht komplett gesäubert und aufgeräumt habe. Ich mache Sport,
führe ein Kalorientagebuch, in das ich alles eintrage, was ich den
Tag über zu mir genommen habe, und zeichne Gewichtsdiagram-
me. Ich darf mir keine Ruhe gönnen und schon gar keine Belohnung für irgendetwas, was ich getan habe. Denn das habe ich nicht
verdient.

Ich darf nicht faul werden, ich muss mich und alles um mich
herum unter Kontrolle haben. Abends, wenn ich im Bett liege, bewege ich vor dem Einschlafen meine Beine, damit ich nicht einfach
so daliege und nichts tue, denn mit Nichtstun und Rumliegen verbrennt man kaum Kalorien. Oftmals kann ich vor Hunger nicht
einschlafen, manchmal bleibe ich auch wach, weil ich immer wieder

nachrechnen muss, ob ich den Tag über auch wirklich nicht zu viel gegessen habe und ob ich genug Sport gemacht habe. Jeden Morgen, jeden Mittag und jeden Abend kontrolliere ich auf der Waage mein Gewicht, immer in der Hoffnung, dort weniger zu sehen als noch vor fünf Stunden. Ich verliere komplett den Bezug zu meiner Umwelt und zu meinem Körper. Ich habe keine Lust mehr, mich mit Freunden zu treffen, um etwas zu unternehmen, ich fühle mich nur noch sicher in meiner eigenen Welt, in der sich alles um Kalorien und Essen dreht und darum, etwas durch Härte und Disziplin zu erreichen. Dort bin ich nicht allein, und da kenne ich mich aus. Ich werde mich nie von anderen verletzen lassen, niemand darf zu dicht an mich heran, dort weiß ich, was mich jeden Tag erwartet, da passiert nichts Unerwartetes. Im Spiegel kann ich mich nicht einmal mehr anschauen, ohne in Tränen auszubrechen. Wenn ich mich umziehe, mache ich die Augen zu, um bloß meinen Blick nicht aus Versehen über den Spiegel schweifen zu lassen. Ich weiß, dass man nicht dick sein kann, wenn man Kindergrößen trägt und einem die Oberteile passen, die eigentlich für zehnjährige Mädchen gedacht sind. Trotzdem sehe ich an mir nur Fett und Geschwabbel und fühle mich hässlich, unattraktiv und undiszipliniert. Alles, was mir an anderen gefällt, mag ich an mir nicht, und das lässt mich verzweifeln. Was soll ich denn noch alles tun, um mich endlich gut zu fühlen?, frage ich mich oft. Die einzige Antwort, die mir darauf einfällt: weiterhin stark bleiben und abnehmen.

Tagebucheintrag vom 15. August 2013

Was ist hier passiert? Ist das noch normal, bei einer Diät? Hat man immer diese Stimme im Kopf? Muss man ja eigentlich, warum sollte ich sie sonst haben, wenn sie unnormal ist? Ich bin doch nicht bekloppt. Aber warum kann ich mich nicht gegen sie wehren? Ich habe das Gefühl, sie wird immer stärker und mächtiger. Sie lässt mich nichts mehr allein

entscheiden und bestimmt über meinen gesamten Tages-
ablauf. Ich weiß, dass es mittlerweile nicht mehr gut und
gesund für mich ist, was sie verlangt. Aber ich komme nicht
gegen sie an. Das Ganze sollte doch nur eine harmlose Diät
sein, die ich selbst steuern kann. Aber jetzt fühlt es sich
vielmehr danach an, als habe ich da etwas in mir, was nie
genug vom Dünnerwerden bekommt. Ich weiß nicht, wie
ich es stoppen soll. Aber irgendwie muss ich es schaffen.

*

»Treffen wir uns nachher in der Pause vor eurem Klassenraum?«,
schreibe ich in unsere »WhatsApp-Gruppe«, in der nur Franziska,
Meike, Kimberly und ich sind.

»Ne, sorry. Aber wir können nicht, haben noch was mit der
Klasse zu besprechen«, bekomme ich als Nachricht zurück. Na
super, tolle Freundinnen, denke ich mir wütend. In den Pausen
sind wir gezwungen, die oberen Flure zu verlassen und uns in der
Pausenhalle, auf dem Schulhof oder in der Cafeteria aufzuhalten.
Selten habe ich mich so alleine gefühlt, als ich mich unten zu einer
Gruppe von Mädchen und Jungen meines Jahrgangs dazustelle.
Wenn ich schon dastehe, werden sie mich bestimmt mit in ihre
Diskussion einbinden, denke ich. Aber Pustekuchen. Sie tun einfach so, als sei ich nicht da. Ich stehe wie eine stumme Beobach-
terin daneben und fühle mich als Außenseiterin. Was erwarte ich
eigentlich? Habe ich wirklich gedacht, alle würden laut jubeln und
aus dem Häuschen sein, nur weil ich dazustoße? Warum freue ich
mich nicht einfach, dass sie mich in ihrer Gruppe akzeptieren?
Ich weiß, dass etwas von mir kommen muss. So gerne würde ich
einfach mitreden und meine Meinung zu dem Thema sagen, aber
ich traue mich nicht. Ich bin einfach zu feige, mich einzubinden.
Deshalb stehe ich da und lache, wenn die anderen lachen, damit es
so aussieht, als sei ich im Kopf total beim Thema. In Wirklichkeit

lenke ich mich mit den Gedanken an Kalorien, Essen und Sport ab, denn dann bin ich mit mir selbst beschäftigt, und es tut mir nicht so weh, dass ich zu den anderen anscheinend nicht den richtigen Draht finde.

*

In der nächsten Stunde steht Mathe auf dem Stundenplan. Das ist nicht so schlimm, denn da sitze ich neben Lisa, und mit der verstehe ich mich echt gut. Sie wohnt in der Nebenstraße und bietet mir jeden Morgen an, mit ihr im Auto mitzufahren. Auch wenn ich immer aufs Neue dankend ablehne, nimmt sie mir das nicht übel, und wir unterhalten uns jetzt über dies und das, während unsere Lehrerin draußen mit jedem Einzelnen die Noten bespricht. Ich muss noch etwas warten, bis ich endlich erfahre, was ich in den acht Wochen, die mittlerweile seit Anfang des neuen Schuljahres vergangen sind, geleistet habe. Als sie meinen Namen ruft, gehe ich aufgeregt nach draußen. Ich habe die ganze Zeit versucht, mir keine großen Hoffnungen zu machen, damit ich später nicht enttäuscht bin. Aber trotzdem bin ich mir sicher, dass ich eine höhere Punktzahl erreicht habe, als ich sie noch vor einem halben Jahr bekommen habe. Wofür habe ich mich denn sonst so sehr angestrengt und fast jeden Tag gelernt?

»So Birte, da schauen wir mal, wo wir dich hier haben«, sagt sie, als ich mich draußen zu ihr auf die Bank setze. »Ah, da. Das sind dieses Mal 10 Punkte, super gemacht! Du hast sicherlich viel dafür getan, oder?« Ich grinse sie an und nicke, denn getan habe ich ja wirklich viel dafür. Ich freue mich total über 10 Punkte, das entspricht immerhin einer Zwei minus. »Und das, wo Mathe noch nie meine Stärke war«, sage ich zu ihr und stehe auf.

»Moment, Birte, setz dich doch noch einmal, da ist noch was«, sagt sie zu mir und drückt mich mit ihrer Hand wieder leicht nach unten. Ich werde schlagartig knallrot im Gesicht, und mir wird ganz heiß. Jetzt spricht sie mich bestimmt darauf an, dass ich so viel abgenommen habe. Und meine Befürchtung wird wahr.

»Du hast ja ziemlich viel abgenommen in der letzten Zeit. Ist alles in Ordnung bei dir?«

Oh nein, ich wusste, dass das irgendwann kommt, und hatte immer Angst vor diesem Moment. Ich bin völlig verdattert und weiß gar nicht, was ich sagen soll.

»Ja, das stimmt, abgenommen habe ich. Aber das war auch nötig, so fühle ich mich jetzt endlich wohl. Also es ist wirklich alles gut«, versuche ich, das Thema schnell zu beenden. Ich möchte einfach nur zurück an meinen Platz.

»Bist du dir sicher?«, fragt sie noch einmal. Dabei merke ich, dass sie mir nicht glaubt. »Du möchtest doch jetzt nicht noch weiter abnehmen, oder?«

»Nein, Quatsch«, lache ich. »Auf keinen Fall, jetzt reicht es wirklich, ich habe nun endlich die Figur, die ich immer haben wollte, und fühle mich wohl. Meine Diät habe ich schon lange beendet, es dauert jetzt wohl nur noch etwas, bis sich auch mein Körper wieder umstellt.« Wieder gelogen. Verdammt, warum lüge ich alle Leute an? Warum können sie mich nicht einfach alle in Ruhe lassen? Es ist doch ganz allein meine Sache, wie, wann und vor allem wie viel ich abnehme! Nur weil die alle neidisch darauf sind, dass ich so diszipliniert abnehmen kann und eine bessere Figur bekommen werde als sie alle? Na vielen Dank, von denen werde ich mir keinen Strich durch die Rechnung machen lassen. Denn es reicht noch lange nicht. Ich muss endlich dünn sein! Mit hochrotem Kopf gehe ich wieder in den Klassenraum zurück. Ich habe das Gefühl, jeder guckt mich an, weil ich so lange draußen war. Auch Charlotte, die zu meiner Linken sitzt, fragt: »Was habt ihr denn da draußen so lange besprochen? Ich dachte schon, du kommst gar nicht mehr rein!«

»Ach ja, sie hat mir noch erklärt, wie die Note zustande kommt, und so weiter, du kennst das doch«, sage ich, obwohl ich weiß, dass sich wahrscheinlich jeder im Raum hier denken kann, was der wirkliche Grund war, weshalb ich ein so langes Gespräch mit der Lehrerin hatte.

*

Und meine Mathelehrerin sollte nicht die Einzige bleiben. Als ich ein paar Tage später auf dem Flur an meiner ehemaligen Sportlehrerin, die ich immer schon sehr gemocht habe, vorbeigehe, bleibt sie plötzlich stehen und schaut mich groß an. »Wow, hast du aber abgenommen! Jetzt reicht es aber wirklich, mehr abnehmen darfst du aber nicht! Willst du doch bestimmt auch gar nicht, oder?«

»Nein, jetzt reicht es wirklich mit dem Abnehmen«, sage ich zu ihr und blicke an mir herunter. »Ich habe auch gar keine Lust mehr, weiter Diät zu machen, vielleicht möchte ich sogar noch etwas zunehmen.« In Wirklichkeit möchte ich in meinem Leben nie mehr zunehmen. Und es reicht mir auch noch lange nicht mit dem Abnehmen. Aber wenn ich ihr das jetzt sagen würde, dann müsste ich mir nur anhören, dass das ja nicht gesund sei und überhaupt auch gar nicht mehr schön aussähe. Deshalb sage ich besser das, was alle hören wollen, denn dann sind sie wenigstens alle beruhigt. »Das ist gut zu hören«, sagt sie zum Abschied und geht weiter den Gang hinunter.

*

»Wozu willst du denn in ein Fitnessstudio?« Meine Eltern scheinen nicht unbedingt begeistert zu sein von meiner Idee, mich für ein dreimonatiges Probe-Abo im Fitnessstudio anzumelden. Ich bin erst 17, deshalb brauche ich blöderweise noch ihre Zustimmung. »Weil das alle machen!«, entgegne ich. »Außerdem ist das wichtig für mich, dann kann ich essen, was ich will, und bleibe trotzdem schlank und fit. Und einen Ausgleich zur Schule brauche ich auch.

Bitte lasst es mich doch wenigstens für die drei Monate ausprobieren. Wenn Papa mitkommt, dann bekommen wir das sogar alles noch ein wenig günstiger«, versuche ich, sie zu überzeugen. »Und ein bisschen Sport würde dir auch ganz guttun«, sage ich zu ihm, mit einem Blick auf seinen dicken Bauch.

»Hm, na gut, wir werden da noch einmal drüber sprechen, heute entscheiden wir erst einmal gar nichts.« Immerhin kein Nein. Ich werde sie schon noch überzeugen können, denn ich muss einfach ins Fitnessstudio. Draußen fängt es immer öfter an zu regnen, und es wird kalt. Zu kalt, um noch lange draußen Inliner oder Fahrrad zu fahren. Es muss also möglichst schnell etwas passieren.

Die meiste Zeit verbringe ich nun in der Küche beim Kochen. Ich muss genau im Blick haben, wie viel von welchem Lebensmittel im Essen verarbeitet wurde, damit ich später in meinem Kalorientagebuch keinen Fehler mache und mich nachher nicht auf falsche Rechnungen und Angaben verlasse, denn das wäre fatal. Ich muss einfach genau wissen, was ich esse, ich muss meinen Körper unter Kontrolle behalten.

Für meine Freunde bleibt da kaum noch Zeit. Während die meisten von ihnen den Samstagabend beim Feiern verbringen, bleibe ich allein zu Hause. Ich habe keine Kraft mehr, so lange wach zu bleiben, und bin froh, wenn ich mich hinlegen und schlafen kann. Auf die Kalorien, die der ganze Alkohol hat, kann ich eh verzichten, und bei meinem niedrigen Gewicht vertrage ich sowieso nichts mehr. Aber auch jetzt, wo ich endlich dünn bin, habe ich das Gefühl, dass mich keiner bemerkt. Ich möchte, dass sie sich alle Sorgen um mich machen und ein schlechtes Gewissen bekommen, dass sie sich so wenig um mich gekümmert haben. Sie sollen sich alle dafür verantwortlich fühlen und sehen, was sie angerichtet haben. Aber auf der anderen Seite habe ich große Angst davor, dass mich jemand auf das Thema anspricht, weil ich einfach nicht wüsste, was ich darauf sagen würde. Eine Seite in mir braucht diese Aufmerksamkeit der anderen, die andere dagegen schämt sich so sehr, würde sich am liebsten verkriechen. Aber es interessiert sich ja eh keiner dafür. Bin ich etwa noch nicht dünn genug?

*

Ich wiege 55 Kilogramm, als ich mich endlich im Fitnessstudio anmelden darf. Zusammen mit meinem Vater schließe ich einen Vertrag über drei Monate ab. Ich muss mein Gewicht das erste Mal nicht mehr nach unten schummeln, und als mich die Trainerin nach meinen Zielen bezüglich der Figur und des Gewichts fragt, antworte ich ihr nur, dass es mir darum ginge, mein Gewicht so zu halten, wie es ist. 55 Kilo ist schließlich nicht zu dick und auch noch nicht viel zu dünn. Außerdem weiß sie ja auch nicht, wie viel ich vorher einmal gewogen habe. Sie überredet mich dazu, einen Fitnesstest mit mir zu machen, den alle »Neuankömmlinge« absolvieren. Dazu muss ich mir einen Gurt um den Oberkörper schnallen, der meinen Puls messe, wie sie mir erklärt. Dann solle ich mich auf das Fahrrad setzen und 20 Minuten fahren. Der Brustgurt messe meinen Puls, und anhand dieser Werte könne sie dann ermitteln, wie fit oder auch nicht fit ich sei.

Große Lust habe ich nicht darauf, ich würde lieber direkt anfangen zu trainieren, aber trotzdem tue ich halt, was sie sagt. Nach ein paar Minuten Fahren schlägt der Pulsmesser Alarm. Mein Puls ist plötzlich derart in die Höhe geschnellt, dass das System fordert, den Test abzubrechen. Kein Wunder, denn vorher habe ich schon eine halbe Stunde Sport gemacht und konnte mich noch gar nicht richtig ausruhen. Aber das soll keiner wissen. Deshalb ist das Ergebnis: Ich sei unterdurchschnittlich fit. Wie kann das denn sein? Ich habe jeden Tag meine Ausdauer trainiert, bin jeden Tag mit dem Rad gefahren, und dann so etwas? Das kann ich nicht auf mir sitzen lassen, ich werde allen zeigen, dass das nicht stimmt. So etwas sollen sie nicht von mir denken! Die nächsten 90 Minuten verbringe ich auf dem Stepper, auf dem ich insgesamt zweimal das empfohlene Programm durchlaufe. Dann gehe ich noch eine halbe Stunde auf das Fahrrad, und zum Schluss laufe ich so lange auf dem Laufband, bis auch mein Vater, der nach mir angefangen hat, für heute mit seinem Training fertig ist. Erschöpft ziehe ich die heute durch den Sport verbrauchten Kalorien von der Zahl, die bereits in meinem Taschenrechner steht, ab. Laut meiner Berechnungen habe ich heute −247 Kilokalorien zu mir genommen, das heißt, ich muss abgenommen haben! Ich kann das ganze Fett schmelzen sehen und fühle mich so gut und ausgelassen wie schon lange nicht mehr. Ich bin so stolz auf meine Leistung heute, dass ich nicht anders kann, als meinem Vater im Auto davon zu erzählen. Doch der blickt mich nur ungläubig an. »Du weißt schon, dass das nicht gesund ist, oder? Der Körper braucht doch irgendwoher seine Energie!«

»Ach, so ein Quatsch, ich habe noch genügend Fett an meinem Bauch, meinen Armen und meinen Beinen, soll sich mein Körper doch da die Energie herholen, die er braucht.«

Direkt danach gehe ich ins Bett, denn ich bin hundemüde und habe Beine, die sich anfühlen, als seien sie aus Pudding und würden jederzeit nachgeben. Wenn ich auf dem Rücken liege, dann kann ich meine Rippen und vor allem meine Beckenknochen spüren. Ich halte sie fest und stelle mir vor, wie schön es wäre, würden sie noch ein Stück mehr hervorstechen. Dann erst schlafe ich mit einem guten Gefühl im Bauch ein.

*

Meine besten Freundinnen blicken mich erschrocken an, als ich ihnen erzähle, dass ich mich im Fitnessstudio angemeldet habe und nun vorhabe, regelmäßig zu trainieren. »Wozu willst du denn noch ins Fitnessstudio?«, fragen sie entgeistert. Das ist ja mal wieder typisch. Nur weil sie zu faul sind, zu undiszipliniert oder was weiß ich, um abzunehmen, wollen sie mir das Ganze schlechtreden? Es ist schließlich fast Winter, und außer meiner täglichen Fahrradtour zur Schule kann ich draußen kaum noch Sport machen. Aber das lasse ich mir nicht vermiesen. Auf die Fahrradtour bestehe ich, auch wenn mir noch so kalt ist. Frieren tue ich sowieso jeden Tag. Kein Wunder, denn mein Körper ist mittlerweile so schwach und dünn, dass er nicht mehr in der Lage ist, mich richtig zu wärmen. Aber das ist mir egal, Schönheit hat eben ihren Preis, bei den anderen Mädchen mit guter Figur wird das nicht anders sein. Es gibt immer noch welche, von denen ich denke, sie haben dünnere Beine als ich, und das kann ich nicht ertragen. Ich will die Dünnste sein, und ich will auffallen. Endlich einmal außergewöhnlich sein, einfach mehr als »nur Durchschnitt«.

*

Als Meike und ich am Nachmittag zusammen zu dem Parkplatz gehen, an dem wir abgeholt werden sollen, spricht sie mich auf das Thema an, vor dem ich mich so lange schon gefürchtet habe. »Birtchen, bist du dir sicher, dass es dir gut geht? Ich mache mir wirklich Sorgen um dich … Du hast einfach so viel abgenommen, und du bist schon so dünn. Und dass du jetzt auch noch ins Fitnessstudio gehst, das macht mir Angst.«

Als sie das sagt, schießen mir die Tränen in die Augen. Bis jetzt hat mich von meinen Freundinnen noch niemand darauf angesprochen, und obwohl ich nicht möchte, dass gerade Meike, die schon seit dem Kindergarten meine Freundin ist, sich Sorgen macht, bin ich so gerührt, dass ich sie erst einmal umarmen muss. Und dann sprudelt es aus mir heraus wie ein Wasserfall. Die Angst, dass sie mich für verrückt erklären könnte und nichts mehr mit mir zu tun haben wolle, ist plötzlich wie weggeblasen, und ich erzähle ihr alles. Von Anfang an, wie allein ich mich fühle ohne sie und die anderen in einer fremden Klasse, wie ich einfach nur etwas abnehmen wollte, weil ich dachte, dann würden meine Klassenkameraden mich mehr wahrnehmen, und davon, wie sich langsam diese Stimme, die alles für mich entscheidet, eingeschlichen hat. Wie sie mich zwingt, Sport zu machen und immer dünner zu werden und wie sehr mich das erschöpft. Ich versuche, ihr zu erklären, was ich denke und warum ich einfach nicht gegen die Stimme, die in mir drin wütet, ankomme. Dass ich das Gefühl habe, sie schreit mich an, sobald ich versuche, mich gegen sie aufzulehnen, und dass ich einfach nicht gegen sie ankomme. Dann schweigen wir einen Moment, bis Meike mich in den Arm nimmt. »Ich bin immer für dich da, Birtchen. Vergiss das nicht, okay? Und wenn irgendetwas ist, wenn es dir nicht gut geht oder wenn du Ablenkung brauchst, dann melde dich bitte bei mir, in Ordnung? Wir bekommen das schon hin, dafür sind Freunde doch da.«

In dem Moment bin ich einfach nur dankbar, dass sie da ist, dass ich sie als Freundin haben darf und dass sie den Mut gefasst hat, mich anzusprechen. Ich bin so erleichtert, dass ich ein ganz kribbeliges Gefühl im Bauch habe. Es tut so gut, und es ist so befreiend, mit jemandem darüber zu sprechen und das Gefühl zu haben, nicht länger damit allein zu sein.

*

Ich wiege 51,8 Kilogramm. Nun bin ich wirklich zufrieden mit mir, auch wenn viele sagen, ich sähe schon zu dünn aus. Heute, wo die Waage das erste Mal unter 52 Kilo angezeigt hat, werde ich mir etwas gönnen. Das ist mein Plan, von dem ich wirklich auch fest überzeugt bin. Ich habe mir so fest vorgenommen, heute endlich den Pudding mit Marzipan zu essen, der schon so lange im Kühlregal so verlockend gut ausgesehen hat. Aber als ich vor ihm sitze, überkommen mich wieder das schlechte Gewissen und die Angst, davon schlagartig unkontrolliert zuzunehmen. Also lasse ich es mal wieder bleiben und lege den Becher in die hinterste Ecke des Kühlschranks, damit ihn sich keiner vor mir wegschnappt, sollte ich doch irgendwann noch einmal Lust darauf bekommen.

Auch meine Eltern beäugen mein Essverhalten zunehmend misstrauischer. Als sie merken, dass ich immer noch weiter abnehme, jede Kalorienbombe und jegliches fette Essen vermeide, drohen sie mir sogar, mich zu einem Arzt zu schleppen, sollte mein Gewicht unter 50 Kilo fallen. Ich finde das furchtbar ungerecht und ärgere mich über ihre Blicke. Warum drohen sie mir? Ich kann mit meinem Körper ja wohl machen, was ich will, das geht niemanden etwas an. Und so hungere ich weiter. Obwohl ich unter 52 Kilo eigentlich nichts mehr abnehmen wollte, kann ich nicht anders. Ich kann mich einfach nicht überwinden, wieder normal zu essen, denn die Stimme, die täglich in meinem Kopf tobt, hält mich davon ab. Ich bekomme Angst, als sich mein Gewicht der »50-Kilo-Grenze« bedrohlich nähert. Ich will, dass es aufhört, aber richtig essen kann ich deshalb trotzdem nicht.

Als ich mitbekomme, wie Mama mit unserem Hausarzt telefoniert, falle ich aus allen Wolken. Hat sie unsere oder besser ihre Abmachung, bei der mir ja nichts anderes übrig blieb als zuzustimmen, vergessen? Ich wiege noch mehr als 50 Kilogramm. Wie kann sie so unfair sein und den Arzt anrufen? Warum halte ich mich dann eigentlich an unsere Abmachungen, wenn nicht einmal sie das tut? Ich würde sie am liebsten anschreien, was das soll und was sie sich dabei denkt, aber ich reiße mich zusammen und stelle sie ruhig zur Rede.

»Birte, ich habe mir einfach nur Sorgen gemacht und wollte mich schon vorab beim Arzt informieren, bevor es wirklich so weit kommt. Sei bitte nicht böse, es ist doch wirklich nicht, um dir zu schaden, aber ich denke, wir bekommen hier langsam ein ernsthaftes Problem.« Ein ernsthaftes Problem? Das darf doch nicht wahr sein, muss sie denn immer gleich aus einer Mücke einen Elefanten machen?

»Und, was hat er dir gesagt?« Ich bin überrascht, über meine Selbstbeherrschung und darüber, wie ruhig ich mit ihr reden kann, auch wenn ich kurz vor einem Wutausbruch stehe.

»Er hat mir gesagt, noch sei alles unbedenklich, wir sollten das etwas im Auge behalten, aber wirkliches Handeln wäre erst ab 45 Kilogramm nötig.«

»Ach ne, habe ich es euch nicht gesagt? Ich werde ja wohl am besten wissen, was meinem Körper guttut. Aber dann könnt ihr jetzt ja wenigstens beruhigt sein, wenn euch schon ein Experte so etwas sagt.«

Jeder Tag ist nun von den Zwängen, die ich mir selbst auferlege, bestimmt. Ich will überall herausragend gut sein, einfach etwas Besonderes leisten. Ich muss die Dünnste sein, deshalb muss ich abnehmen. Jeden Abend vor dem Schlafen muss ich mein Zimmer gründlichst reinigen, in der Schule muss ich Bestleistungen bringen. Und alles nur, weil die Stimme in meinem Kopf mir das alles einredet. Ich trainiere mittlerweile vier Mal die Woche im Fitnessstudio. Mein Tag und vor allem meine Laune sind von der Zahl abhängig, die die Waage zeigt. Zum Glück ist die alte Waage kaputtgegangen, sodass wir eine neue, viel bessere mit Digitalanzeige und Körperanalyse gekauft haben. Jeden Tag stelle ich mich mindestens vier Mal darauf, um auch wirklich sicher sein zu können, dass sie das richtige Ergebnis zeigt. Ich wiege mich morgens, mit nüchternem Magen, immer genau elf Stunden nach dem Abendessen vom Vortag. Dann mittags, nach der Schule, nachmittags nach dem Sport und abends vor dem Schlafengehen. Manchmal stehe ich sogar nachts noch einmal auf, wenn ich nicht einschlafen kann, um sicherzugehen, dass mein Gewicht nicht plötzlich in die Höhe schnellt. Erst dann kann ich wieder beruhigt einschlafen. Die Magersucht zwingt mich dazu, jede einzelne Mahlzeit und jedes einzelne Lebensmittel auf das Gramm genau auszuwiegen. Sogar ein Apfel hat mir mittlerweile zu viele Kalorien, und neben den Hauptmahlzeiten, die ich gezwungenermaßen gemeinsam mit meiner Familie einnehmen muss, esse ich gar nichts mehr. Jeden Tag trinke ich mindestens zwei Liter Cola, die ohne Zucker und ohne Kalorien, denn je mehr ich davon trinke, desto voller wird mein Magen. So fühlt es sich wenigstens so an, als sei ich satt und als passe nichts mehr hinein, auch wenn ich weiß, dass das nicht stimmt.

Mein Frühstück besteht heute, wie immer, aus zwei Brötchen ohne Innenleben, denn das stecke ich mir jedes Mal, in einem unbeobachteten Moment, in ein Küchentuch eingewickelt, in die Hosentasche. Dazu gibt es einen Esslöffel Tomatenketchup ohne Zucker und ein Glas Tee mit Süßstoff. Das sind 180 Kalorien. 190 Kalorien verbrenne ich auf dem Hin- und Rückweg von meinem Zuhause zur Schule und umgekehrt. In der Mittagspause bettele ich meine Freundinnen an, mit mir in den nächsten Supermarkt zu laufen. Denn der Weg dahin und wieder zum Schulgebäude zurück wird sicherlich die ganze Mittagspause in Anspruch nehmen. Dann bin ich der Versuchung nicht ausgesetzt, meinem knurrenden Magen nachzugeben und eines meiner Brote, die ich mir vor den Augen meiner Mutter in die Tasche stecken musste, zu essen. Außerdem verbrennt das Gehen dahin auch Kalorien. Niemand soll sehen, dass ich etwas esse, alle sollen sehen, wie diszipliniert ich sein kann. Sollen sich die anderen ruhig ihre Kalorien reinstopfen und davon fett werden, ich werde davon mit Sicherheit nichts essen.

»Na toll, jetzt sind wir extra hierher gelaufen, weil du das unbedingt wolltest, und jetzt kaufst du dir nichts?«, fragt Franzi entnervt. »Ja, ich weiß auch nicht, irgendwie finde ich heute überhaupt nichts, worauf ich Lust hätte«, antworte ich, obwohl ich beim Durchstöbern der Regale mindestens fünf Sachen hätte wählen können, die ich schon so lange nicht mehr gegessen habe und auf die ich mal wieder total Appetit gehabt hätte. »Aber wir sollten uns jetzt auch langsam mal beeilen, die Pause ist gleich vorbei«, schiebe ich hinterher, damit sie gar nichts mehr erwidern kann, und gehe schnell weiter zur Kasse. Ich habe heute, mit dem Apfel, den ich nur essen musste, damit mein Bauch nicht die ganze Zeit knurrt, gerade einmal 230 Kalorien zu mir genommen, und das soll auch so bleiben.

*

Aber morgen beginnen ja die Ferien. Das heißt zwei Wochen Ruhe vor der Schule, den vorwurfsvollen Blicken und dem ständigen Rechtfertigen, warum ich gerade überhaupt keinen Hunger habe und nichts essen möchte. Wäre da nicht der Urlaub, der mir noch bevorsteht. In diesen Ferien werden wir alle vier meine ehemalige Gastfamilie in Spanien, bei der ich während eines Austausches gewohnt habe, besuchen. Diese Reise haben wir schon vor fast einem Jahr gebucht, seitdem haben wir uns fast täglich geschrieben oder miteinander telefoniert. Ich freue mich darauf, die Familie wiederzusehen, die mich vor zwei Jahren spontan und total herzlich bei sich aufgenommen hat; für meine Eltern und meine Schwester ist es das erste Kennenlernen.

Aber mir graut es schon vor dem ganzen Essen, das mich dort erwarten wird. All die fettige Wurst, die frittierten Kartoffeln oder die Tomaten in Öl, die mir vor zwei Jahren noch gut geschmeckt haben, sind für mich nun der absolute Horror! »Es wird doch mit Sicherheit auch Gemüse geben, Birte«, versuche ich mich selbst etwas zu beruhigen, um dem Gefühl der Vorfreude vielleicht doch noch ein wenig Freiraum zu geben, aber nichts da. Ich sehe mich schon nach diesen vier Tagen, auf die noch drei Tage in einem Hotel folgen werden, mit zehn Kilo mehr im Flieger sitzen. Ich kann mir doch in einer Woche nicht alles, wofür ich so hart und diszipliniert gehungert und mich mit Sport gequält habe, einfach so wieder kaputt machen! Allein die Vorstellung jagt mir eine Gänsehaut über den Rücken, einfach schrecklich!

Als wir auf den Hof des kleinen Hauses fahren, das vor einiger Zeit für etliche Tage mein Zuhause war, stehen meine Gasteltern schon winkend vor dem kleinen weißen Tor, das die Eingangstür von der Straße trennt. Ich weiß, dass sie sich schon lange auf unseren Besuch freuen, und darauf, endlich auch mal den Rest meiner Familie persönlich kennenzulernen, nicht nur von Fotos und Erzählungen. Als sie mich sieht, kommt meine Gastmutter direkt auf mich zu und umarmt mich fest. »Kind, du bist aber dünn geworden!

Du siehst ja richtig magersüchtig aus!«, schnattert sie mir auf Spanisch entgegen. »Da werden wir dich in den paar Tagen erst einmal ordentlich aufpäppeln, das geht doch so nicht!«

Obwohl ich ihre direkte Art wirklich zu schätzen weiß, kann ich mir nur ein müdes Lächeln abringen. Aufpäppeln, die spinnt wohl, denke ich mir. Aber ich sehe den drohenden Blick, den mir meine Mutter in diesem Moment zuwirft, deshalb sage ich lieber nichts. Nachdem wir uns alle lange begrüßt und noch etwas unterhalten haben, gehen wir rüber in unser Ferienhaus, das nur circa 50 Meter entfernt liegt. »Siehst du, sogar Ángeles hat sich erschrocken«, faucht Mama mir zu. »Bitte iss hier ordentlich, sie gibt sich so eine Mühe!«

Wenn das mal so einfach wäre, denke ich mir, erwidere aber nichts, denn ich bin heute einfach zu müde, um mich noch groß zu streiten. Immerhin habe ich auf dem Küchentisch schon eine große Schale mit Obst entdeckt, verhungern werde ich die vier Tage also nicht.

Als wir am Abend alle gemeinsam beim Essen, das meine Gastmutter extra auf typisch spanische Art für uns zubereitet hat, sitzen, sehe ich meine schlimmsten Befürchtungen bestätigt. Direkt vor mir steht eine Wurstplatte, in einigen Wurstsorten sieht man sogar die fettigen weißen Punkte. Daneben stehen frittierte Pommes und lauter Schälchen mit eingelegten Tomaten und Peperoni, außerdem gibt es eine Käseplatte und frischen spanischen Serrano-Schinken. Schon beim Anblick des ganzen Essens habe ich das Gefühl, mir drehe sich der Magen um. Ein Teller voll hat wahrscheinlich so viele Kalorien, wie ich in drei Tagen zu mir nehmen würde! Ich bekomme die totale Panik, und vor Hilflosigkeit schießen mir die Tränen in die Augen. Ich weiß nicht, wie ich aus diesem Schlamassel wieder rauskommen soll. Es wäre unhöflich, nichts zu essen, und ich würde einen Riesenärger mit meinen Eltern bekommen, aber ich kann einfach nichts davon auf meinen Teller legen. Ich versuche, mir einzureden, dass ich heute den ganzen Tag noch nicht viel gegessen habe und mir das durchaus einmal erlauben könne. Von einem Mal wird man schon nicht gleich zunehmen. Doch die Stimme in meinem Kopf lässt sich nicht beruhigen. Ich sehe auf dem Tisch statt leckeren Essens nur Kalorien und Dickmacher und kann mich nicht überwinden, mir etwas auf den Teller zu tun. Ich spüre, wie Mama und Papa mich drängelnd ansehen, denn ich sollte mir doch jetzt endlich auch einmal etwas nehmen, alle warten auf mich, bis sie anfangen zu essen. Mein Gehirn grast sämtliche Kalorientabellen, die ich mit der Zeit auswendig gelernt habe, ab, um die möglichst kalorienarmen Speisen herauszupicken. Am Ende entscheide ich mich für ein Stück Brot, ein bisschen Schinken, von dem ich den Fettrand abschneide, und etwas von dem frischen, geschnittenen Gemüse, das ganz hinten versteckt auf dem Tisch steht.

»Das ist doch nicht dein Ernst, das reicht nicht aus, das ist kein richtiges Abendessen!«, raunt mir Mama, die neben mir auf der Bank sitzt, zu, gerade laut genug, dass ich, aber kein anderer es hören kann. Aber ich tue so, als habe ich sie nicht gehört, denn was sie nicht verstehen würde, ist, dass ich nicht mehr essen kann. Wenn ich schon das Olivenöl von dem Gemüse tropfen sehe, zieht sich in mir alles zusammen, und die Stimme in meinem Kopf fängt an, loszupoltern und mir auszurechnen, wie viel Fett das ist und wie lange ich trainieren müsste, um das wieder komplett von den Rippen zu bekommen. Ich habe heute kein bisschen Sport gemacht und eigentlich nur gesessen, zuerst im Auto, dann im Flieger. Mein Kalorienbedarf beträgt für heute wahrscheinlich gerade mal ein Drittel von dem, was ich sonst an einem Tag verbrauche. Ich habe hier keine Waage und erst recht keine Kalorienangaben auf den Verpackungen hinten, um auszurechnen, was ich zu mir genommen habe. Es bleibt mir nur die Möglichkeit zu schätzen. Und schätzen ist nicht genau genug, wenn man nicht einmal Sport machen kann. Ich weiß, dass es unhöflich ist, aber ich kann mich einfach nicht überwinden und lasse deshalb die Hälfte meines Tellers mit der Entschuldigung, noch einen total vollen Magen zu haben, liegen.

Meine Eltern funkeln mich böse an und lassen mich durch ihre Blicke erahnen, was mich noch erwarten wird, wenn wir wieder unter uns in unserem Ferienhaus sein werden. Aber das ist mir erst einmal egal. Hauptsache, ich habe nicht zu viel gegessen.

*

Das, was ich schon beim Essen befürchtet hatte, ist nichts gegen das Donnerwetter, das mich zwei Stunden später erwartet. »Was sollte das denn schon wieder? Kannst du dich nicht wenigstens die paar Tage einmal zusammenreißen?« Der Ton in der Stimme meiner Mutter wirkt bedrohlich, und ich weiß, dass es jetzt besser ist, sich nicht zu verteidigen, sondern am besten einfach zu schweigen und stumm zu nicken. »Ángeles gibt sich so eine Mühe, nimmt uns hier auf, kocht extra und macht alles möglich, damit wir wunderschöne Tage haben, und du benimmst dich derart daneben!«

Jetzt gibt auch Papa seinen Senf hinzu: »Wenn das die nächsten Tage so weitergeht, na dann aber Prost Mahlzeit! Darauf habe ich ja mal überhaupt keine Lust! Dann werden wir aber noch richtig Stress miteinander kriegen, liebes Fräulein. Ich dachte, wir hätten zu Hause darüber gesprochen!«

»Ja, aber habt ihr nicht gesehen, wie fettig das ganze Essen war? Außerdem, ich habe doch gegessen! Wenn ich nun einmal keinen Hunger habe, brauche ich ja wohl auch nichts in mich hineinzu-stopfen«, versuche ich, mich zu verteidigen, aber Widerstand ist zwecklos.

»Von wegen Fett, das war normales Essen, das kann man schon ab und zu einmal essen! Ich finde dein Verhalten echt unmöglich, Birte!«

Warum können sie mich nicht verstehen? Ich würde es ihnen so gerne erklären, warum ich das nicht essen kann, was ich für Kon-flikte im Kopf habe, aber solange sie der Meinung sind, ich könne das Ganze abstellen, wenn ich nur wolle, hätte das eh keinen Zweck.

Deshalb gehe ich wütend hoch in mein Zimmer und lege mich aufs Bett. Dabei kontrolliere ich die Dicke meiner Handgelenke und wie weit meine Rippen und Beckenknochen hervorstehen, wenn ich auf dem Rücken liege und den Bauch einziehe, um sicherzugehen, dass sich das Fett vom Abendessen noch nicht abgesetzt hat.

Den restlichen Abend und die Nacht verbringe ich mal wieder damit, in immer komplizierter werdenden Berechnungen herauszubekommen, wie viele Kalorien ich heute Abend wohl genau zu mir genommen habe. Mal komme ich auf 400 Kalorien, mal nur auf 350. Bis ich irgendwann gegen 3.30 in der Nacht einschlafen kann.

Tagebucheintrag vom 25. Oktober 2013

Das hier ist mein Untergang. Was soll ich machen? Ich bin langsam total verzweifelt, so habe ich mir das nicht vorgestellt. Nicht einmal im Urlaub kann mich diese Stimme in Ruhe lassen. Ich weiß doch, dass es nun reicht. Aber sie lässt mich einfach nicht mit dem Abnehmen aufhören. Nicht einmal eine Waage habe ich hier. Wenn ich an mir hinunterblicke, sehe ich einfach mal nichts als Fett! Fett, Fett, Fett. Ich bin fett, und ich werde fetter, wenn sich hier nichts ändert. Es will mich aber auch niemand verstehen. Jeder zickt mich an, weil einfach keiner versteht, dass ich mich nicht anders verhalten kann. Jeder denkt, ich tue das alles freiwillig, ich habe Spaß daran zu hungern und könne es sofort abbrechen, wenn ich das wolle. Aber das stimmt nicht. Doch ich kann das keinem erklären, denn ich kann das Ganze, was in mir ist, nicht genau genug erklären, dass es jemand verstehen würde. Das bringt mich langsam zum Verzweifeln. Ich weiß einfach nicht, was ich noch tun soll. Vielleicht soll es so sein. Vielleicht soll ich daran sterben, ich weiß es einfach nicht.

*

An den nächsten zwei Abenden laden meine Eltern alle zum Essen ein. Ich bin ihnen so dankbar dafür, denn im Restaurant kann ich mir wenigstens einen Salat bestellen. Die Blätter, auf denen meiner Meinung nach viel zu viel Dressing ist, lege ich unauffällig beiseite. Zu viel Dressing schmeckt ja auch gar nicht, rede ich mir selbst ein. Wir sind die ganze Zeit an der frischen Luft, schauen uns verschiedene Dinge an und laufen viel. Für mich ist das alles furchtbar anstrengend. Während sich die anderen ihr Mittagessen vom Bäcker holen oder nebenbei etwas essen, bleibe ich hart und hungere bis zum Abendbrot. Ich schaffe es einfach nicht zu essen. Wenn wir uns in ein Café setzen und meine Gasteltern die typischen spanischen Tapas bestellen, probiere ich aus Höflichkeit. Doch die Kalorien, die ich damit zu mir nehme, ziehe ich für das Abendessen wieder ab. Ich fühle mich gefangen, in den ganzen Kalorien, Berechnungen und Kämpfen, die sich die beiden Stimmen in meinem Kopf liefern. Aber ich kann einfach mit niemandem darüber sprechen. Ich fühle mich ganz allein.

Obwohl es wirklich aufregende Tage waren und wir viel gemacht haben, bin ich froh und erleichtert, als wir uns verabschieden und uns auf dem Weg in Richtung Meer machen. Wir haben uns dort für ein Hotel mit Halbpension entschieden, das direkt am Hafen liegt und auch von außen einen sehr freundlichen, hellen und gepflegten Eindruck macht. Ich hätte nie gedacht, dass ich einmal über ein Frühstücks- sowie Abendbuffet so froh sein würde, aber so habe ich wenigstens mehr Wahlmöglichkeiten, was genau ich essen möchte und was nicht.

*

Meine Schwester und ich haben ein eigenes kleines Zimmer mit Bad und Balkon, von dem aus wir das Zimmer unserer Eltern sehen können. Wir sind am frühen Nachmittag angekommen, zu einer Zeit, die zu spät für das Mittag-, aber auch zu früh für das Abendessen ist. Meine Schwester und mein Vater entscheiden sich deshalb, direkt nachdem die Zimmer bezogen und die Koffer ausgepackt sind, in die Außenpools des Hotels zu springen. Ich habe keine Lust darauf, denn im Bikini würde ich mich sowieso nicht zeigen, deshalb entscheiden Mama und ich uns dafür, die Gegend um das Hotel herum zu Fuß etwas genauer zu erkunden.

Während wir am Hafen entlanglaufen, blickt sie mich plötzlich von der Seite an. »Birtchen, meinst du wirklich, dass wir das alles alleine noch in den Griff bekommen und unter Kontrolle haben? Das hat Papa und mich in den letzten Tagen bei Ángeles wirklich geschockt. Ich glaube nicht, dass das noch zu einer strengen Diät, nur um abzunehmen, gehört.«

Und da erzähle ich ihr alles, was mir einfällt. Ich rede und rede und rede, es tut so gut, einfach alles rauszulassen. Ich versuche, ihr die beiden Stimmen zu erklären, die versuchen, mich in unterschiedliche Richtungen zu drängen, und die mich komplett überfordern, weil die eine von ihnen, die neue, kranke Seite, stärker ist, und ich das Gefühl habe, einfach nicht gegen sie anzukommen. Ich erzähle ihr, dass ich gerne so vieles essen würde, aber es oftmals einfach nicht schaffe, dass ich sogar manchmal das Gefühl habe, verlernt zu haben, wie man isst. Sie hört mir die ganze Zeit aufmerksam zu. Als ich fertig bin, seufzt sie. »Dass es so schlimm ist, hätte ich nicht gedacht, beziehungsweise habe ich gehofft, dass es nicht so schlimm ist. Du siehst aber schon ein, dass wir da langsam etwas machen sollten, oder?«

»Nein, brauchen wir nicht, Mama. Wirklich nicht, ich bekomme das alles allein in den Griff«, versuche ich, sie zu beruhigen, obwohl ich selber genau weiß, dass das nicht stimmt. Ich weiß nicht, ob sie mich in eine Klinik bringen würde, aber ich traue mich auch nicht, das Thema anzusprechen. Eine Klinik ist für Magersüchtige. Aber ich bin doch nicht magersüchtig, ich habe einfach nur Angst davor, zuzunehmen und mir das alles wieder zu ruinieren, wofür ich so hart gearbeitet habe. Ich habe schließlich nicht gehungert, um mir alles später wieder anzufressen. Am liebsten würde ich gar nicht mehr über das Thema mit anderen sprechen und alles für mich selbst und mit mir alleine ausmachen. Auch wenn ich die Sorgen meiner Eltern ansatzweise verstehen kann, finde ich, dass sie maßlos übertreiben. So dünn bin ich nun auch wieder nicht, es gibt so viele Mädchen, die dünner sind als ich. Schnell versuche ich deshalb, das Thema zu wechseln. Zum Glück spielt Mama mit.

*

Als wir hinunter zum Abendessen gehen, ist mir schon etwas mulmig zumute. Ich musste meinen Eltern im Vorfeld versprechen, wenigstens hier im Hotel ein vernünftiges Abendessen zu mir zu nehmen, ansonsten hätten sie mein Essverhalten bei meiner Gastfamilie nicht länger akzeptiert. Ich bin also schon darauf eingestellt, unter strenger Beobachtung der beiden zu stehen, was nicht unbedingt zu einer entspannten Essensatmosphäre beiträgt. Der Speisesaal ist groß und geräumig, aber nur die hinteren Tische sind eingedeckt – kein Wunder, die Urlaubssaison ist fast beendet, und im Hotel sind kaum noch andere Gäste außer uns. Die Salattheke kann ich schon von vorne erkennen; auf das, was sich auf den restlichen Buffet-Tischen befindet, muss ich noch angespannt warten, bis wir einen Tisch gefunden haben und der Kellner uns unsere bestellten Getränke gebracht hat. Dann dürfen wir endlich los. Ich habe große Angst, mich nicht beherrschen zu können, denn ich habe den ganzen Tag außer ein bisschen Obst kaum etwas gegessen, und mein Magen hat sich vor Leere schon schmerzhaft zusammengezogen.

Als ich auf die erste Theke zusteuere, kann ich vor Erleichterung gar nicht glauben, was ich da sehe. Vor jedem Gericht stehen kleine Tafeln, die die Kalorien auf 100 Gramm angeben! So etwas hätte ich im Leben nicht erwartet, deshalb bin ich umso glücklicher darüber. Was habe ich mir im Vorfeld schon für Gedanken gemacht, womit das Essen wohl gewürzt sein würde, wie viel Öl in den Salatdressings ist und, vor allem, wie viel Kalorien jedes einzelne Gericht haben würde. Alles umsonst! Auch wenn ich hier keine Küchenwaage habe wie zu Hause und nicht zu 100 Prozent abschätzen kann, wie viel Gramm sich da auf meinem Teller befinden, kann ich wenigstens Gerichte mit mehr als 150 Kalorien pro 100 Gramm meiden, und die ungefähre Menge kann ich auch abschätzen, da habe ich mittlerweile Übung drin. Meine Laune hebt sich zum Erstaunen der ganzen Familie schlagartig, denn sonst hat von ihnen noch keiner die kleinen Schildchen entdeckt. In dem Hotel wohnen nur noch schätzungsweise 30 bis 40 Personen, weshalb das Essensbuffet zum Ärger der anderen recht klein ausfällt. Ich habe mitbekommen, dass sich viele andere Gäste darüber beschweren, dass sie den vollen Preis für ein nur halb so großes Abend- und Frühstücksbuffet, wie es in der Hauptsaison angeboten würde, bezahlt haben. Ich scheine hier die Einzige zu sein, die den Hotelangestellten dafür mehr als dankbar ist. So ist die Versuchung wenigstens nur halb so groß, und ich kann den nächsten Tagen relativ entspannt entgegenblicken.

*

Drei Tage später landen wir wieder im kalten Deutschland. Ich bin froh, nun wieder etwas mehr Kontrolle über meine Kalorienaufnahme zu haben. Hier gibt es wieder die Küchenwaage, die mir das exakte Gewicht angibt, das ich auf meinem Teller habe; hier gibt es Lebensmittel mit Kalorienangaben auf der Verpackung, die mir das Rechnen etwas leichter machen, und vor allem gibt es hier mein Fahrrad, meine Inliner und das Fitnessstudio, und ich kann wieder mehr abnehmen. Alles ist wieder perfekt, und die Stimme in meinem Kopf ist endlich beruhigt, denn nun hat sie feste Zahlen, an denen es nichts mehr zu rütteln oder zu rechnen gibt. Gleich am nächsten Tag nehme ich mir vor, mich mit Meike zu treffen, denn die letzten acht Tage habe ich sie echt vermisst. Meike ist im Moment meine engste Freundin, und es tut so gut, sich ihr anzuvertrauen und mit ihr über alles sprechen zu können. Ich weiß, dass sie es nicht verstehen kann, wenn ich ihr erzähle, was diese Stimme mit mir anstellt und warum ich unbedingt noch weiter abnehmen muss. Aber sie verurteilt diese Gedanken auch nicht direkt, sondern hört mir jedes Mal aufs Neue zu.

Ich traue mich nicht, mit Franzi und Kimberly zu sprechen. Ich schäme mich so für mich selbst, dafür, dass ich mich nicht unter Kontrolle habe, dass ich das, was für andere selbstverständlich ist, einfach nicht schaffe. Ich bin zu feige, den ersten Schritt zu machen und auf sie zuzugehen, mit ihnen über meine Magersucht zu sprechen, ihnen alles zu erklären. Ich weiß, dass sie es verstünden. Aber ich will sie da nicht mit reinziehen. Umso glücklicher bin ich darüber, dass Meike zu mir hält. Als sie mich anruft und sagt, sie müsste dringend in dem Nachbardorf etwas vorbeibringen, aber keiner würde sie fahren, bin ich sofort dabei. Eine Fahrradtour klingt gut! Ich wollte zwar eigentlich in die Stadt, die in der komplett anderen Richtung liegt, aber ein Umweg schadet nicht. So stehen wir 20 Minuten später bei uns auf dem Hof und sind abfahrbereit. Meikes Strecke ist ungefähr sieben Kilometer lang, ich habe meine Route dagegen auf knappe 15 Kilometer ausgeweitet, statt der eigentlichen fünf, die ich auf direktem Wege in die Stadt gebraucht hätte. Aber das muss ja keiner wissen.

Für Mitte Oktober ist es heute schon ziemlich kalt, und es weht ein scharfer Wind, der uns immer wieder eiskalte Luft ins Gesicht bläst. Dementsprechend schlecht ist auch die Laune meiner besten Freundin, dass man sie bei so einem »Mistwetter« auch noch mit dem Fahrrad vor die Tür schickt. Ich dagegen freue mich, heute endlich einen Grund zu haben, eine weitere Strecke als die eigentlich geplante in Kauf zu nehmen. Ich bin so neidisch auf Meikes tolle Figur, denn sie kann essen, was sie möchte, und nimmt einfach nicht zu. Auch wenn sie mir das niemals direkt erzählen würde, weiß ich, dass sie Schokolade, Milchshakes, Pizza und anderes Zeug, das sich bei mir wahrscheinlich innerhalb kürzester Zeit auf den Hüften absetzen würde, jeden Tag in gefühlten Massen zu sich nimmt. Aber sie hat das Glück, dass man ihr das nicht ansieht. Hätte ich wenigstens solche Beine wie sie, dann wäre ich schon um einiges zufriedener.

»Sag mal, wieso fährst du eigentlich so einen Umweg?«, fragt sie mich. »Es hätte doch locker an Sport gereicht, wärst du auf direktem Wege in die Stadt gefahren, oder?«

Ich gucke sie entgeistert an. Ist sie verrückt geworden? »Sport kann man nie zu viel machen«, grinse ich sie an. »Und außerdem … ein bisschen mehr Sport tut mir ganz gut.«

Jetzt ist sie diejenige, die mich ungläubig anguckt. »Birte, versteh mich jetzt bitte nicht falsch. Ich will dir nichts vorschreiben oder dir irgendwelche Ratschläge geben, aber guck dir deine Beine doch einmal an, die sind so dünn und sehen schon beinahe aus wie Kinderbeinchen …«

Ja und? Ist doch schön!, denke ich mir. Beine können schließlich nicht dünn genug sein, das sieht man doch jeden Tag. »Ach komm, übertreib mal nicht, so dünn sind die nun doch auch noch nicht. Und ganz ehrlich, ich habe lieber dünne Beine als dicke. Meine Beine sind noch lange nicht so schön wie deine, also da ist schon noch etwas Raum zum Abnehmen.«

»Hm … dir ist aber schon bewusst, dass die Proportionen trotzdem stimmen müssen oder? Sag mal, welche Hosengröße trägst du eigentlich, wenn ich mal fragen darf?«

Proportionen müssen stimmen? Will sie damit etwa sagen, dass dünne Beine nicht an meinen Körper passen, weil der Rest noch zu fett ist? »25/32«, antworte ich stolz. »Und du?«

»Ja siehst du, ich trage 28/32! Von wegen meine Beine seien dünner als deine!« Ich kann nicht glauben, was sie da gerade gesagt hat. Das ist doch der absolute Wahnsinn, ich habe echt dünnere Beine als sie! Ich kann so unglaublich stolz auf mich selbst sein, dass ich schon so viel geschafft habe, auch wenn Meike das anscheinend anders sieht. Aber wir sind nun eh dort angekommen, wo sie hinwollte, deshalb verabschieden wir uns voneinander, und ich fahre weiter in Richtung Stadt. Auf dem Weg dahin trete ich im höchsten Gang extra fest in die Pedale, das tut meinen Muskeln gut, auch wenn ich schon total müde und erschöpft bin.

Birtes beste Freundin erinnert sich

Dass mit Birte etwas ganz und gar nicht mehr stimmt, habe ich schon in den Sommerferien gemerkt. Damals habe ich noch gedacht, dass es sich um eine ganz normale Diät handele. Auch wenn ich ihr Sportprogramm, durch das sie sich jeden Tag gequält hat, oft viel zu streng fand, habe ich gedacht und auch zu diesem Zeitpunkt schon gehofft, dass sie alles im Griff hat. Aber als sie anfing, immer schwächer und dünner zu werden, habe ich mehr und mehr angefangen, mir ernsthaft Sorgen zu machen.

Ich habe sie nie etwas essen sehen, sie hat nur noch kalorienfreie Cola getrunken und ihren Tagesablauf komplett dem Sport gewidmet. Lange habe ich mich nicht getraut, sie darauf anzusprechen. Vor ihrer Reaktion hatte ich eine Riesenangst. Schließlich liest man oft genug, dass eine Magersüchtige nicht darüber reden möchte, alles abstreitet, abweisend reagiert oder sogar wütend wird. Aber ich wollte endlich wissen, was mit ihr los ist, warum sie sich immer mehr zurückzieht und immer weniger mit Freunden unternimmt. Das Allerletzte jedoch, das ich zu diesem Zeitpunkt gewollt hätte, war, sie zu verletzen oder mich mit ihr zu streiten, denn dafür war mir unsere Freundschaft viel zu wichtig. Als ich mich aber endlich getraut habe, schien sie nicht sauer auf mich zu sein. Vielmehr hatte ich den Eindruck, dass es ihr guttat, sich alles einmal von der Seele zu reden. Von diesem Zeitpunkt an hat sich unsere Freundschaft nur verbessert. Auch wenn ich mich sehr oft hilflos gefühlt habe und nicht sicher war, ob ich auch das Richtige tue – ich habe gemerkt, dass es ihr guttut, wenn sie merkt, dass ich für sie da bin. Sie hat sich nach und nach mehr geöffnet und mir mehr anvertraut.

Wie schlimm es ihr damals wirklich ging, habe ich erst so richtig auf der Radtour mitbekommen. Mir war schon ein wenig mulmig dabei zumute, denn schließlich war ich der Auslöser für diese Fahrradtour. Ich musste damals dringend zu Bekannten ins Nachbardorf, und einen Führerschein hatte ich noch nicht – mir blieb also nichts anderes übrig, als mich aufs Fahrrad zu schwingen. Da ich wusste, dass Birte an demselben Tag noch in die Stadt wollte und mir sowieso klar war, dass sie natürlich mit dem Fahrrad fahren würde, habe ich sie gefragt, ob sie nicht Lust hätte, mich ein Stück zu begleiten. Ich habe aber auch nicht damit gerechnet, dass sie so einen Umweg in Kauf nehmen und mich zuerst bis ins Nachbardorf begleiten und dann den doppelten Weg in die Stadt fahren würde. Als sie mich irgendwann auf dem Weg fragte, welche Kleidergröße ich eigentlich trage, habe ich mich zuerst gewundert, warum sich ihre Stimmung plötzlich so hob. Von ihrer Hosengröße hat sie erst gesprochen, als ich sie explizit danach gefragt habe. Drei Nummern kleiner als ich! Doch das fand sie zu meinem Erschrecken überhaupt nicht schlimm!

Birte war schon immer anders gebaut als ich. Sie war wesentlich größer und dementsprechend auch allein von der Statur her kräftiger gebaut als ich. Dass sie nun ihre Anziehsachen wesentlich kleiner kaufen musste als ich, bestätigte mich nur darin, dass sich dringend etwas ändern musste. Ihre ganzen Proportionen stimmten nicht mehr, aber das mochte ich ihr nicht sagen – ich wollte ihr nicht wehtun. Ihr Kopf erschien auf dem zerbrechlichen Körper riesengroß, ihre Beine und Arme erinnerten mehr an Streichhölzer. Ihre Finger waren lang und knochig, und die Hände sahen im Vergleich zu den Unterarmen riesig aus. Sie erzählte mir, dass sich ihre Beine wie Pudding anfühlten – für mich völlig verständlich bei dem Tempo, das sie täglich beim Radfahren vorlegte, zusätzlich zu dem anderen Sportprogramm –, für sie nur ein Zeichen ihrer Stärke und Disziplin. Ich habe einfach nur gehofft, dass sie endlich mit dem Abnehmen aufhört, dass sie wieder so wird wie früher; dass es sie nicht interessiert, wie dünn sie ist, dass sie sich keine Sorgen macht, was und wie viel sie zu sich nimmt, und vor allem, dass sie wieder lachen kann.

*

Die Herbstferien sind vorbei, und vor ein paar Tagen hat die Schule wieder begonnen. Ich wiege nun 48 Kilogramm und habe einen BMI von 16,8. In der Schule redet mittlerweile fast jeder über meine Figur und meinen starken Gewichtsverlust, doch außer Meike redet keiner mit mir darüber. Jeder spricht über mich, aber keiner mit mir. Trotzdem sehe ich das als Bestätigung, was für eine tolle Figur ich bekommen habe, und für mich ist das ein weiterer Ansporn. Endlich sehen sie mich und wissen, dass ich existiere. Dass ich, obwohl ich unter meiner Jacke noch einen dicken Pulli, ein T-Shirt und ein Top trage und unter meiner Hose und meinen Socken noch eine dicke Thermostrumpfhose sitzt, trotzdem friere, muss ich dafür halt in Kauf nehmen. Den anderen ist schließlich bei so einem Wetter auch ab und zu kalt, und ich habe schon immer sehr schnell gefroren. Ich sichere mir in den Klassenräumen nun grundsätzlich den Platz an der Heizung und führe erbitterte Kämpfe mit meinen Mitschülern darum, ob die Fenster nun geöffnet oder geschlossen werden sollen. Zu Hause laufe ich nur noch mit einer Decke und Wärmflasche herum, schiebe das aber auf das kalte und ungemütliche Herbstwetter, es ist schließlich November. Morgens, nachdem ich in der Eiseskälte mit dem Fahrrad zur Schule gefahren bin, brauchen meine aufgeplatzten und blutigen Hände immer erst zehn Minuten, bis sie wieder eine einigermaßen normale Farbe annehmen und vom Blau ins Rot wechseln und nicht mehr ganz so stark wehtun. Aber ich finde immer andere Ausreden dafür, warum ich gerade heute mit dem Fahrrad fahren musste, warum ich gerade in diesem Moment keinen Hunger habe und warum ich nicht endlich zunehme. In den Stunden gehe ich häufig auf Toilette, weil ich die Schmerzen, die mein hervorstehendes Steißbein auf dem harten Holzstuhl verursacht, keine 90 Minuten am Stück mehr aushalten kann. Auf den Unterricht konzentrieren kann ich mich sowieso nicht mehr. Meine Gedanken schweifen ständig ab, zu meinem knurrenden Magen, zu der Zahl in meinem Taschenrechner, die angibt, wie viele Kalorien ich heute schon zu mir genommen habe, zu der Frage, ob ich mir in der nächsten Pause erlauben soll, eine Kleinigkeit zu essen, oder zu dem Mittagessen, das zu Hause auf mich warten wird.

Jeden Morgen hoffe ich, dass es draußen in Strömen regnet, damit ich nicht mit dem Fahrrad zur Schule fahren muss, sondern mich in das warme Auto zu meinen Freundinnen setzen kann. Ich weiß, dass meine Eltern und auch meine Freunde sich große Sorgen um mich machen. Vor allem bekomme ich mit, dass Mama oft weint. Ich fühle mich egoistisch und schlecht, weil ich ihr das alles antue, aber ich kann einfach nicht mehr anders. Ich weiß, dass jeder, der mich einige Zeit nicht gesehen hat, erschrickt über mein krankes Aussehen, und jeder spricht meine Mutter darauf an, was mit mir los sei, wie sie es mir hinterher immer erzählt; vermutlich in der Hoffnung, mich damit wachrütteln zu können. Sie erzählt mir dann auch von den Vorwürfen und Fragen, mit denen sie konfrontiert wird, dass sie sich nicht ausreichend um mich kümmere, wie sie es so weit habe kommen lassen können und was sie nun als Nächstes mit mir vorhabe.

Ich habe mittlerweile selbst einsehen müssen, dass mein Verhalten nicht mehr gesund ist und rein gar nichts mehr mit Disziplin, Schönheit und einem guten Körpergefühl zu tun hat. Aber mir fehlt mittlerweile die Kraft, etwas gegen diese Stimme in meinem Kopf zu tun. Jedes Mal, wenn ich versuche, mich gegen sie zu stellen und mich selbst durchzusetzen, tobt sie in meinem Kopf, schreit mich an, bis ich irgendwann wieder am Boden liege und darauf höre, was sie mir vorgibt zu tun. Sie versucht, mir einzureden, ich sei noch nicht dünn genug, ich müsse immer weiter abnehmen. Nur wer abnimmt, werde für Stärke und Disziplin mit Anerkennung und Lob belohnt. Wenn ich die Möglichkeit dazu habe, zwingt sie mich, mein Essen wegzuschmeißen und vorzugeben, es gegessen zu haben, damit ich den Fragen aus dem Weg gehen kann. Sie zwingt mich dazu, Sport zu machen, und gibt mir ein völlig falsches Bild von mir selbst, sodass ich, wenn ich in den Spiegel schaue, an mir wirklich noch Fettpolster entdecken kann. Dass mir sämtliche Oberteile und Hosen nicht mehr passen oder nur noch um meine Beine schlackern, blende ich komplett aus. Beim Shoppen finde ich passende Kleidung nur noch in der Kinderabteilung für Mädchen von zehn bis zwölf Jahren. Wenn mir andere sagen, ich habe »keinen Hintern in der Hose« oder ich sei flach wie ein Brett, gibt mir das eher Bestätigung, wie toll ich abgenommen habe und was für eine tolle Figur ich habe, als dass es mich beunruhigen würde. Auch wenn ich weiß, dass sie recht haben. Meine Oberweite ist von einem guten C-Körbchen auf ein kleines A-Körbchen geschrumpft, und jede Hose schlägt Beulen dort, wo eigentlich der Hintern sitzen sollte. Aber das alles muss ich in Kauf nehmen, um dünn zu sein.

Ich habe auch gar keine Kraft und keine Nerven mehr, mich gegen diese Stimme, die mir das alles sagt, aufzulehnen. Ich weiß, dass es sowieso nichts bringt, dass sie immer stärker sein wird als ich. Außerdem habe ich schreckliche Angst vor einer Klinik. Ich will nicht ins Krankenhaus. Ich will zu Hause bleiben. Ich wünsche mir jeden Tag aufs Neue, dass diese Quälerei endlich aufhört, denn die Stimme verbietet mir, mich selbst um Hilfe zu bemühen. Denn das wäre schwach.

2. KAPITEL

Aufgefangen-werden

Als ich nach der Schule nach Hause komme, wartet Mama schon auf mich. »Ich muss mal mit dir reden«, sagt sie. Ich ahne, was mich jetzt erwarten wird, und bin dementsprechend angespannt. »Ich habe vorhin mit einem Kinder- und Jugendlichenpsychotherapeuten telefoniert.«

»Aha, und?« Ich glaube, dass sie erwartet hat, dass ich total ausflippen würde, aber nichts dergleichen passiert. Ich bin viel zu müde. Obwohl ich sauer auf sie sein müsste, weil sie sich nicht an unsere Verabredung gehalten hat, spüre ich nur Erleichterung. Endlich hilft mir jemand!

»Er sieht die Dringlichkeit, und wir würden schon nächste Woche gemeinsam einen unverbindlichen Termin bekommen, einfach nur zu einem Gespräch. Dann können wir immer noch entscheiden, ob wir diese Hilfe annehmen oder nicht. Er sagte aber auch, dass ich vorher mit dir sprechen soll, denn ohne dein Einverständnis und deine Hilfe bringt auch eine Therapie nichts. Du musst dazu bereit sein und es wirklich wollen. Denk einfach in Ruhe darüber nach, ich soll mich die nächsten Tage erst wieder melden.«

Ich kann mich schnell entscheiden und brauche nicht lange darüber nachzudenken. Aber ich darf mir meine Erleichterung nicht anmerken lassen. Deshalb sage ich nur: »Warum rufst du einfach bei so einem Psycho-Fuzzi an, ohne da vorher einmal mit mir drüber zu reden? Ich meine, bitte, wenn du denkst, es bringt dir was, dann gehen wir eben hin. Ich finde es ziemlich unmöglich und unnütz.« Meine Stimme lasse ich dabei betont kalt und gelangweilt klingen. Mama guckt mich traurig, besorgt, aber auch zugleich erleichtert an. »Danke, Birte«, sagt sie nur.

Eine Woche später stehen wir zu zweit vor dem großen Wohnhaus, in dem der Therapeut seine Praxis hat. Meine größte Sorge ist nur, dass mich jemand hier stehen sieht. Deshalb bin ich erst bereit zu klingeln, als für einen Moment wirklich niemand mehr in Sichtweite ist. Kurz darauf finden wir uns in einem kleinen Flur wieder, von dem noch einige Zimmer abgehen. Manche Türen stehen ein Stück offen, sodass ich in einem der Räume einen großen runden Tisch mit mehreren Holzstühlen sehen kann; in einem anderen scheinen hauptsächlich Spielzeug, bunte Teppiche und Bilder zu sein. Dann führt uns der Therapeut, nachdem er uns freundlich begrüßt und sich vorgestellt hat, in einen Raum mit großen Fenstern und einem langen, vollen Bücherregal. In der einen Ecke steht ein großer, eigentlich ganz normaler Sessel, gegenüber gibt es zwei etwas kleinere blaue Stoffsessel. Ich muss zugeben, ich hatte es mir anders vorgestellt. Ich entdecke weder einen großen, schweren Schreibtisch noch eine Couch oder gar Räucherstäbchen. Die Räume machen mehr den Eindruck, als sei ich in einer kleinen gemütlichen Wohnung gelandet. Auch der Therapeut, der sich uns nun gegenübergesetzt hat, sieht ganz anders aus als in meiner Vorstellung. Da ist keine Spur von Mega-Öko oder Oberlehrer, als er uns freundlich bittet, das Problem beziehungsweise den Grund für unser Kommen zu schildern.

Ich werfe meiner Mutter einen auffordernden Blick zu. Soll sie doch erzählen, sie hat mich schließlich hierher geschleppt, und sie ist der Meinung, ich habe ein Problem. Ich erhalte einen irritierten Blick von ihr zurück, aber dann fängt sie an, zu erzählen. »Na ja, das wirkliche Problem ist, denke ich, nicht zu übersehen«, sagt sie und deutet dabei auf meine dünnen Beine. »Ich habe große Sorge, dass sie auf dem besten Wege ist, eine Essstörung zu entwickeln, beziehungsweise bereits unter Magersucht leidet. Wir möchten sie nicht irgendwann in eine Klinik geben müssen und hoffen so, dass Sie uns ambulant helfen können.« Sie erzählt von meiner Diät und davon, dass sich bei uns zu Hause alles nur noch um Essen, Sport und Kalorien dreht. Auch davon, wie sehr es die ganze Familie belastet, weil sich jeder Sorgen macht, aber alle nur zusehen können, wie ich mich immer weiter herunterhungere und mich aber weiterhin zum Sport schleppe. Immer wieder zittert ihre Stimme, und man merkt, dass sie sich sehr bemühen muss, nicht zu weinen.

In dem Moment wird mir erst richtig bewusst, dass mein Verhalten und meine Magersucht auch andere belasten. Vorher habe ich das eher als mein eigenes Problem, das ich mit mir selbst lösen kann und unter dem nur ich leiden muss, empfunden. Darüber, was meine Krankheit für meine Familie und Freunde bedeutet, habe ich mir gar keine Gedanken gemacht. Denn sie hungern schließlich nicht, habe ich gedacht.

Auf die ganzen Schilderungen meiner Mutter folgt nun der Therapeut, der uns zunächst seine Behandlungsmethoden vorstellt und uns grob erklärt, warum es mir so geht, wie es momentan der Fall ist. Das klingt für mich alles nachvollziehbar, und ich habe das erste Mal das Gefühl, jemandem gegenüberzusitzen, der mich wirklich versteht, der sich damit richtig auskennt und, vor allem, der mir helfen kann. Ich habe gar nicht das Gefühl, dass die 50 Minuten schon um sind, als er sich freundlich von uns verabschiedet. Ich solle mir überlegen, ob ich mich für oder gegen eine Zusammenarbeit mit ihm entscheide. Falls ich mich dafür entscheiden sollte, wäre der nächste Termin alleine, also ohne meine Mutter, in zwei Wochen.

*

»Und? Was denkst du?«, fragt Mama, als wir aus der Tür raus sind.

»Ach ja, ich fand es eigentlich gar nicht schlecht. Ich glaube, der hat wirklich Ahnung, und ich meine, man kann es ja mal probieren. Schaden wird es jedenfalls nichts.«

»Genau, das denke ich auch. Schlaf trotzdem noch eine Nacht darüber, dann kann ich ihn ja Ende dieser Woche einmal für dich anrufen.«

Ich merke, dass sie erleichtert ist nach dem Termin, und ich habe jetzt wirklich das Gefühl, dass sich etwas ändern muss. Zur Not eben auch mit einem Therapeuten als Unterstützung. Ich will schließlich mein Ziel, an Weihnachten einen meiner geliebten Lebkuchen zu essen, auch erreichen.

Tagebucheintrag vom 29. Oktober 2013

Es ist offiziell, ich bin magersüchtig. Ich komme mir total dämlich vor, so etwas über mich zu schreiben. Wieso passiert mir so etwas? Mein Leben ist doch normal, langweilig und absoluter Durchschnitt. Zumindest war es das mal. Ich hätte niemals gedacht, dass mir so etwas passieren würde. Ich will nicht krank sein! Ich will zu keinem Therapeuten! Ich will essen, was ich möchte. Aber ich glaube, ich habe das verlernt. Ich weiß einfach nicht mehr, wie das geht. Ich brauche die Hilfe. Aber vielleicht würde ich es ja auch allein schaffen. Ich will doch zeigen, dass ich stark bin. Aber was zeigt Stärke, und was zeigt Schwäche? Ich weiß gar nicht, was ich von dem, was mein Kopf mir sagt, überhaupt noch glauben darf, was davon überhaupt noch von der »normalen« und was von der kranken Seite kommt. Ich verstehe mich selbst nicht mehr, in mir drin ist nur ein riesengroßes Durcheinander.

*

Es wird jeden Tag frostiger, und ich friere immer stärker. Manche Tage sitze ich stundenlang mit einer Wärmflasche an der Heizung in meinem Zimmer, zünde Kerzen an und starre nach draußen in die Dunkelheit, die schon zeitig Einzug hält. Ich fühle mich so einsam und hilflos, aber ich möchte auch nichts anderes tun, als einfach hier zu sitzen und aus dem Fenster zu sehen. Ich weine oft, wenn ich da so sitze und darüber nachdenke, warum es gerade mich so trifft und warum mich nicht alle damit in Ruhe lassen können. Ich weine, weil ich das Gefühl habe, hässlich und dick zu sein – und weil mich einfach keiner versteht. Weil keiner nachvollziehen kann, warum es mir nicht gut geht und warum ich nicht zunehmen kann, weil ich mich dafür schäme, mich selbst nicht steuern zu können. Besonders jetzt im Herbst denke ich viel über meine Magersucht nach. Manchmal kommt Mama herein und nimmt mich einfach in den Arm. Dann weinen wir viel und lange zusammen. Ich weiß nun, was ich meiner Familie damit antue, und das alles tut mir so leid. Ich würde gerne erklären können, warum ich so hilflos bin, warum ich einfach nicht aufhören kann, mich mit Sport, Essen und Äußerlichkeiten zu beschäftigen. Aber ich verstehe es ja selbst nicht. Es ist mir ein Rätsel, warum ich diese Gedanken denken muss und warum sie so eine Macht über mich haben.

Warum ich nicht gegen etwas ankomme, was eigentlich nur in meinem Kopf stattfindet, warum ich mich selbst so sehr quäle. Doch momentan habe ich das Gefühl, dass ich einfach nichts dagegen tun kann, auch wenn ich es mir noch so fest wünschen würde.

*

Der Dezember begrüßt uns direkt mit weihnachtlichem Winterwetter. Normalerweise habe ich mich immer so auf die kalten Temperaturen und auf Schnee gefreut, auf die gemütliche, kuschelige Stimmung, die dann überall herrscht, und darauf, endlich die Winterstiefel hervorzukramen, doch dieses Jahr sehne ich die Tage herbei, an denen das Thermometer wieder etwas in die Höhe klettern wird. Alle verschiedenen Arten von Stiefeln sind für meine Waden viel zu weit, in jeden Schaft passt neben meinen dünnen Beinen auch noch eine ganze Faust hinein. Deprimiert klappere ich mit meinen Eltern und meiner besten Freundin gefühlt jedes Schuhgeschäft in der Umgebung ab, immer in der Hoffnung, es möge doch wenigstens ein Paar Schuhe geben, das für so dünne Beine gemacht ist. Aber jedes Mal verlasse ich aufs Neue deprimiert den Laden. Ich werde doch wohl nicht die Einzige sein, die etwas schmaler ist und schlanke Beine hat, oder?

Mein Gewicht reduziere ich trotzdem immer weiter, und mit 47 Kilo komme ich der »Klinik-Grenze« von 45 Kilogramm bedrohlich näher. Jeder ist in Weihnachtsstimmung, es werden Kekse gebacken und Geschenke gekauft, und auch die Weihnachtsmärkte haben geöffnet. Noch vor einem Jahr hätte ich es kaum erwarten können, zwischen den ganzen Ständen und Buden zu bummeln und an der einen oder anderen stehen zu bleiben, um mich mit heißem Punsch oder warmen Esskastanien aufzuwärmen. Aber dieses Jahr nicht. Weihnachtsmärkte sind für mich tabu, deshalb ist es für mich wie eine Strafe, als unsere Lehrerin uns zur Verabschiedung in die Weihnachtsferien auf genau so einen einlädt. Ich habe lange überlegt, ob ich mich nicht einfach als krank abmelden soll, aber das wäre mir irgendwie unfair ihr gegenüber vorgekommen. Sie meint es schließlich nur gut und hofft, uns allen damit eine Freude zu machen.

Ein paar Tage später stehen wir also in der klirrenden Kälte unter einem kleinen Unterstand auf dem Weihnachtsmarkt. Um die eisigen Temperaturen auszuhalten, hat jeder ein heißes Getränk vor sich stehen – außer mir. Eine Tasse mit heißem Apfelsaft hat schließlich knapp über 100 Kalorien, und das ist nicht drin. Zusätzliche Kalorien als die, zu denen meine Eltern mich zwingen, sind verboten.

»Bist du sicher, dass du gar nichts möchtest?« Meine Lehrerin blickt mich besorgt an.

»Nein, danke, ich möchte echt nichts.« Ich versuche, so überzeugend wie möglich zu klingen, aber ich weiß, dass sie mir sowieso nicht glaubt. Ich stehe also zitternd und bibbernd neben meinen Klassenkameradinnen und versuche, mich davon abzulenken, wie furchtbar kalt mir ist. Meine Zehen spüre ich schon nicht mehr, und meine Finger fühlen sich an, als seien sie zu zentimeterdicken Eisklötzen gefroren. Nach zwei Stunden habe ich es endlich überstanden, und wir können alle nach Hause. Bevor sich alle in verschiedene Richtungen verstreuen, verabschiedet sich meine Lehrerin von jedem Einzelnen.

»Ich wünsche dir, dass du die Ferien und die Weihnachtszeit mit deiner Familie dazu nutzen kannst, es dir gut gehen zu lassen. Ich hatte heute gehofft, etwas dazu beizutragen, aber das scheint ja nicht geklappt zu haben, tut mir leid. Ich hoffe, es geht dir besser, wenn wir uns im nächsten Halbjahr wiedersehen.« Sie lächelt mich an. Ich bedanke mich höflich und verabschiede mich von ihr. Dann laufe ich Richtung Parkplatz und hoffe, dass mein Vater dort schon im warmen Auto auf mich wartet, um mich abzuholen.

*

Endlich ist Wochenende. Es ist das letzte Wochenende vor den diesjährigen Winterferien. Für heute Abend bin ich direkt mit zwei Freundinnen zum Lebkuchenhausbacken verabredet. Ein bisschen Weihnachtsstimmung sollte schließlich schon aufkommen. Wenig später sitzen wir deshalb in der großen Küche und versuchen laut lachend, aus dem harten Teig drei Gebilde zu errichten, die annähernd so aussehen wie Lebkuchenhäuser. Für einen Moment fühle ich mich so wohl, dass ich alles, was mich sonst beschäftigt, einfach vergessen kann. Ablenkung tut wohl wirklich gut. Meike und Lisa naschen mal hier oder mal da von den Verzierungen und von dem Teig, aber über meine Lippen wandert kein noch so kleines Stück. Wir haben trotzdem unseren Spaß, und endlich muss ich einmal nicht über Kalorien, Krankheit, Essen oder Kleidergrößen nachdenken. Ich fühle mich frei und unbeschwert – bis zum Abendessen.

Wir sind für den Abend von meinen Großeltern in unser Stammrestaurant zum Essen eingeladen worden. Es gibt ein großes Weihnachtsbuffet, und ich kann mir schon vorstellen, was mich dort an Essen erwartet, aber mir bleibt nichts anderes übrig, als mitzukommen, denn meine Eltern lassen keine Ausreden gelten. Außer uns sind noch circa 100 weitere Gäste dort. Gegessen wird in einem großen Saal, in dessen Mitte das Buffet steht. Nachdem wir unseren Tisch gefunden und uns gesetzt haben, sind alle tief in Unterhaltungen verwickelt – bloß ich nicht, denn ich höre meinem Onkel nur mit halbem Ohr zu. Ständig schweifen meine Gedanken ab, zu dem Buffet, das dort in der Mitte des Raumes, gar nicht weit weg von unserem Tisch aufgebaut ist. Ich versuche die quälenden Gedanken und die aufkommende Panik beiseitezuschieben und mich voll und ganz auf das Gespräch zu konzentrieren, aber es will einfach nicht klappen. Vor lauter Anspannung, Angst und Nervosität habe ich meine Serviette schon vor dem Essen in mehrere Einzelteile zerpflückt.

Auch wir mischen uns mit unter den Strom, der sich nun wie ausgehungert zu den vielen Tischen, die voll beladen sind mit Essen, bewegt, denn anscheinend hat jeder Angst, nicht mehr genug abzubekommen. Eine absurde Vorstellung, bei diesen Bergen von Essen! Ich habe nur Angst, dass nichts mehr von den wenigen kalorienärmeren Speisen für mich übrig bleibt und ich gezwungen bin, mir etwas von dem schwabbeligen Braten, der fetten Soße oder den frittierten Pommes zu nehmen. Mir bleiben heute noch genau 350 Kalorien für das Abendessen, und eigentlich hatte ich auf eine große Salattheke gehofft, um die 350 einhalten zu können, ohne groß negativ aufzufallen. Doch dort finde ich hauptsächlich bereits fertig angemachte Salate mit untergemischtem Dressing. Hier wandert deshalb nur ein klein wenig Mais, grüner Salat und ein wenig Paprika auf meinen Teller. Ohne Dressing versteht sich. Ich tue nur so, als würde ich mir eine kleine Kelle voll darüberkippen, solange ich merke, dass Mama mich beobachtet. Aber als sie wegschaut, lege ich die Kelle noch genauso voll wie vorher in die Schüssel zurück. »Es gibt bestimmt auch Kartoffeln oder Sauerkraut«, versuche ich mich zu beruhigen. Die hatte ich nämlich in meinen Plan heute eingeteilt. Sauerkraut mit etwas über 25 Kalorien auf 100 Gramm wären das kleinere Übel, von den Kartoffeln mit 70 Kalorien pro 100 Gramm erlaube ich mir heute 150 Gramm, also 105 Kalorien. Doch meine schlimmsten Befürchtungen bezüglich des Essens bewahrheiten sich anscheinend. Denn statt Kartoffeln gibt es Kroketten, Pommes und Nudeln. Auch Fleisch gibt es reichlich – blöderweise aber nur in der fetten Variante in Form von Ente, Gulasch und irgendeinem Braten. Daneben stehen Rotkohl und eine helle, vermutlich mit Sahne zubereitete Bratensoße. Ich kann von diesem Angebot hier rein gar nichts essen! Aus purer Verzweiflung und Hilflosigkeit fange ich vor all den Leuten an zu heulen, mir kommen einfach die Tränen. Ich versuche, mich so hinzustellen, dass es keiner sehen kann, und tue so, als schaute ich erst einmal, was es alles gibt. Wie gerne würde ich etwas von den Spätzle mit Rotkohl und Fleisch mit Soße essen oder mir etwas von dem riesigen Fischbuffet nehmen. Am liebsten würde ich all das essen, was ich früher auch gegessen und worauf ich nun schon so lange verzichtet habe. Aber am Ende liegen nur der Salat, ein bisschen Rotkohl, Möhren und eine Krokette auf meinem Teller.

»Nimm dir wenigstens noch etwas Fleisch«, raunt Papa mir zu. So muss ich, unter dem wachsamen Blick meiner Eltern, zu dem Koch, der das Fleisch für jeden direkt von dem großen Stück abschneidet, gehen, und ihn um ein kleines, möglichst fettfreies Stück Fleisch bitten. »Moin, junges Fräulein. Wat darfs sein?« Der dicke Koch grinst mich verschmitzt an.

»Ich hätte gerne ein kleines bisschen von dem dort«, sage ich und zeige auf einen großen Braten, der als einziger nicht schon von einer Soße bedeckt ist. »Und mit so wenig Fett wie möglich, wenn das geht.« Er guckt mich an. »Na, Fleisch schmeckt erst so richtich jut, wenn da 'n bisschen Fett dran is'! Fett is'n Geschmacksträger! Aber na jut, Frauen achten ja immer auf die schlanke Linie, nich wahr?« Dabei lacht er laut über seinen eigenen Witz, aber mir ist das einfach nur peinlich. Hoffentlich hat das niemand gehört. Im nächsten Moment liegt ein viel zu großes Stück Fleisch auf meinem Teller. Trotzdem bedanke ich mich höflich und gehe zurück zu meinem Platz.

Aber schon nach einiger Zeit lege ich mein Besteck mit der Aus-rede, das Fleisch nicht zu mögen, beiseite. Auch der einen Krokette will und kann ich keine weitere Beachtung mehr schenken. Der Abend ist für mich gelaufen, besonders, als alle aufstehen, um sich das Dessert zu holen. Alle bis auf mich, denn ich würde niemals so einen fetten Pudding mit Soße oder sogar ein Stück Kuchen mit Sahne hinunterbekommen. Als dann auch noch die Fragen kom-men, warum ich denn keinen Nachtisch äße, das habe ich doch früher auch so gern, ob ich etwa immer noch auf Diät sei, und als mir mein Onkel ein Schälchen Pudding unter die Nase hält und sagt: »Hier, probier doch mal, dann kannst du sicher nicht hart bleiben«, reicht es mir endgültig und ich würde am liebsten nach Hause fahren. Meine Laune ist sowieso im Keller, und die Stimme in meinem Kopf hämmert, auch ohne dass ich die Kalorien des Desserts zu mir genommen habe, genug in meinen Kopf. Ich habe zu viel gegessen, sei sowieso zu dick und müsse mich für meine mangelnde Disziplin schämen, redet sie mir ein. Und wie immer kann ich sie nicht abstellen, also muss ich mich zusammenreißen und mir möglichst nichts anmerken lassen.

*

Ich rieche mein früheres Lieblingsessen schon, als ich zur Tür her-einkomme und meine Jacke an die Garderobe hänge. Lasagne mit

Tomatensoße und Hackfleisch. Aber im Gegensatz zu früher kann ich mich heute gar nicht darüber freuen. Für mich bedeutet das eine Menge von Kalorien und Fett, aber vor allem, da Mama das Rezept aus dem Kopf kennt und einfach nach Gefühl kocht, keine Kalorienangaben. Eine Mahlzeit ohne Kalorienangaben lässt mein Kopf doch niemals zu!

Als ich durch die Küchentür komme und meine Mutter begrüße, sehe ich, dass auf meinem Teller ein Zettel mit der gesamten Auflistung der Zutaten, die sich in dem Topf befinden, liegt. Ich bin ihr in diesem Moment so unheimlich dankbar. Sie weiß gar nicht, wie erleichtert ich bin. Nachdem ich genauestens ausgerechnet habe, wie viele Kalorien die Lasagne auf 100 Gramm hat, stelle ich meinen Teller wie immer auf unsere Küchenwaage und nehme mir einen kleinen Löffel voll. Eigentlich vergeht mir der Appetit schon beim Anblick der großen Auflaufform, aber ich will Mama nicht enttäuschen, sie hat es ja nur gut gemeint und sich Mühe gegeben. In mir tobt ein Kampf zwischen der normalen und der Magersucht-Stimme. Aber das Essen schmeckt so wahnsinnig gut, ich kann einfach nicht mehr aufhören, davon zu naschen. Ich esse immer mehr Nudeln mit Soße und Fleisch, bis mir der Bauch wehtut.

Seit ich abgenommen habe, ist er sehr empfindlich geworden, und ich habe oft einen aufgeblähten Bauch und Magenkrämpfe. So wie heute. Ich habe heute schon vor dem Abendessen 1.050 Kalorien zu mir genommen, und das nur, weil ich bescheuerte Kuh mich nicht unter Kontrolle habe. In meinem Taschenrechner entstehen immer wildere Rechnungen und Überschlagungen, wie viele Kalorien ich genau zu mir genommen haben könnte, und mit jeder Berechnung wird die Zahl größer und größer. Ich könnte durchdrehen, die Stimme der Magersucht macht mich fertig, und ich sehe mich schon, wie ich bald nicht mehr in meine Klamotten passe, wenn das so weitergeht.

In meinem Zimmer setze ich mich an die Heizung und starre einfach weinend zum Fenster hinaus. Das Papier aus meinem Zeichenblock zerreiße ich in kleine Schnipsel, und schon nach kurzer Zeit haben sich diese auf dem Boden zu einem beachtlichen Berg angehäuft.

Zum Glück ruft mich Meike genau im richtigen Moment an und versucht, mich zu beruhigen. Ich benehme mich wirklich lächerlich und erbärmlich, wegen diesem bisschen Essen, aber ich kann nicht anders. Meine Fingernägel sind vor Zerrissenheit und Unruhe schon völlig abgekaut und hässlich, als ich am Telefon tobe, heule und komplett ausraste. Nur Meike bleibt die Ruhe selbst und redet immer wieder auf mich ein. Am Ende des Gesprächs muss ich ihr versprechen, die Kalorien in mir zu behalten, aber schon kurz darauf halte ich es nicht mehr aus. Es sei doch nicht schlimm, einmal etwas mehr gegessen zu haben, ich solle stolz auf mich sein, 1.050 Kalorien seien doch immer noch viel zu wenig, hat Meike gesagt. Das gilt vielleicht für sie, die essen kann, was sie will, ohne davon gleich zuzunehmen, aber doch nicht für mich! Mein Verhalten war undiszipliniert und falsch, das kann so nicht bleiben. Ich muss diese Kalorien und das ganze Fett wieder loswerden, nur weiß ich nicht wie. Ins Fitnessstudio darf ich nicht, und um draußen Sport zu machen, ist es eigentlich viel zu kalt. Aber schon kurz darauf schwinge ich mich in der Eiseskälte aufs Fahrrad und fahre so lange, bis genug Kalorien wieder abgebaut sind, dass ich mir heute Abend ein kleines Abendessen genehmigen und trotzdem meinen Plan einhalten kann. Dass meine Finger und Lippen schon ganz blau, meine Ohren rot und meine Zehen taub sind, registriere ich erst, als ich in meinem warmen Zimmer sitze und langsam wieder klar denken kann.

*

Der letzte Schultag rückt immer näher, und ich kann es kaum noch erwarten, bis endlich die Ferien losgehen. Endlich zwei Wochen ohne Schule, ohne neugierige Fragen meiner Mitschüler, ohne besorgte Blicke der Lehrer, denn auch hier werde ich nun immer öfter auf meine Figur angesprochen. Als mein Klassenlehrer draußen auf dem Flur mit jedem die Noten für das vergangene Semester bespricht und wir anderen im Raum darauf warten, an der Reihe zu sein, hält mir meine Sitznachbarin die Hälfte ihres Schokoriegels hin. »Hier, willst du auch?«, fragt sie mich. Als ich mal wieder dankend ablehne, guckt sie mich an und rückt mit ihrem Stuhl etwas näher an meinen Tisch. »Sag mal, du ziehst deine Diät doch nicht etwa immer noch durch? Mit dir stimmt doch etwas nicht, möchtest du über irgendwas reden? Mich haben schon einige darauf angesprochen, was mit dir los sei, du seist so dünn geworden.«

»Wer hat dich denn darauf angesprochen?« Ich merke, wie mein Gesicht sofort heiß und rot wird und dass mein Pulsschlag in die Höhe schnellt. Jetzt reden sie also auch schon untereinander über mich und fragen meine Freunde über mich aus? Was bilden die sich eigentlich ein, haben die kein eigenes Leben?

»Na ja, Ayleen, du weißt schon, die mit den langen braunen Haaren, und Larissa aus deinem Bio-Kurs.

»Ich kenne zumindest Ayleen nicht einmal, wir haben uns ein paar Mal auf dem Flur gesehen, aber mehr auch nicht! Du kannst ihr sagen, nett, dass sie sich Gedanken macht, aber sie braucht sich nicht um meine Angelegenheiten zu kümmern.« Aus meiner Verwunderung und Erschrockenheit ist nun richtige Wut geworden. Sind denn alle nur heiß auf eine Sensation, die sie dann auf dem Schulflur besprechen können? Früher hätten die sich niemals für mich interessiert, aber jetzt, wo sie einen Skandal wittern, macht sich jeder Sorgen? Nein, nicht mit mir. Sollen sie doch sehen, wo sie ihren Klatsch und Tratsch herbekommen.

*

Mein Lehrer wartet schon auf der Bank vor unserem Klassenraum, als ich die Tür aufmache. Ich bin gespannt, was ich gleich erfahren werde, denn außer den Noten wird er uns auch unsere Rollen mitteilen, die jeder Einzelne in der Schulaufführung, die von meiner Klasse organisiert wird und aus der sich die Note des nächsten Semesters ergibt, besetzen darf. Am liebsten wäre mir eine Nebenrolle, in der ich mich nicht groß verstellen muss und in der keine peinlichen Szenen vorkommen.

Er erklärt mir schnell, wie sich meine Punkte zusammensetzen, um mich nicht allzu lange auf die Folter zu spannen. Ich freue mich, denn im Vergleich zum letzten Semester haben sich meine Noten sogar etwas verbessert, da hat meine Anstrengung und mein Lernen sogar etwas gebracht. »So, und nun zu etwas anderem«, sagt er, und seine Stimme wird dabei plötzlich leiser. »Du hast ja bestimmt schon mitbekommen, dass sich alle Sorgen um dich machen. Ich weiß, dass das nicht unbedingt das Thema ist, das man mit seinem Lehrer besprechen möchte, deshalb kann ich dir nur ans Herz legen, zu einer unserer Vertrauenslehrerinnen zu gehen, du weißt ja, wer das ist. Du hast so stark abgenommen, und es hat nicht den Anschein, als habest du vor, damit aufzuhören. Wenn du Hilfe brauchst und nicht mit deiner Familie oder deinen Freunden darüber sprechen magst, dann kannst du dich jederzeit an einen von uns wenden, okay?«

Oh nein, nicht schon wieder … was soll ich denn jetzt sagen? Ich presse ein »Danke« aus mir heraus, denn auch, wenn ich oft darauf angesprochen werde und nun ja schon damit rechnen muss, bin ich jedes Mal wieder erschrocken und weiß nicht, was ich antworten soll. Ich möchte auch nicht unhöflich erscheinen, es ist ja nur nett, wenn sie sich Gedanken machen und mir ihre Hilfe anbieten. Aber ich will keine Hilfe. Ich will das allein schaffen.

»Ja, meine Familie weiß darüber Bescheid, und wir bekommen das in den Griff, es braucht sich wirklich keiner Sorgen zu machen. Am Wochenende geht es mir auch meistens etwas besser, da bekomme ich ein bisschen Abstand von der Schule und kann mich ausruhen.« Mühsam ringe ich mir ein Lächeln ab.

»Na gut, okay. Deshalb wollte ich auch noch einmal mit dir sprechen. In ungefähr zwei bis drei Wochen sollen die ersten Proben
für das Theaterstück losgehen. Dabei wird es sich vermutlich nicht
vermeiden lassen, dass wir auch ab und zu am Wochenende proben.
Ich hätte aber wirklich ein Problem damit, dir dein Wochenende
quasi wegzunehmen.« Er blickt auf seine Uhr. »Es klingelt gleich,
und dann ist der ganze Flur wieder voll. Was hältst du davon, wenn
wir uns morgen in der zweiten großen Pause einmal zusammensetzen und alles in Ruhe besprechen?« Ich nicke nur und gehe zurück
an meinen Platz. Ich kann einfach nichts mehr sagen. Ich schäme
mich so sehr dafür, dass ich mein eigenes Leben nicht mehr im Griff
habe und dass das nun auch schon andere merken.

»Und? Welche Rolle hast du bekommen?«, werde ich direkt mit
neugierigen Fragen überrollt. »Ähm … ja, das wusste er noch nicht
so genau, das klärt sich in den nächsten Tagen erst«, versuche ich,
mich herauszureden. Ich hoffe, sie glauben mir.

*

Nach dem lauten, tiefen Klingeln des Pausengongs bin ich am
nächsten Tag die Einzige, die noch im Klassenraum bleibt. Ich habe
meiner Sitznachbarin gesagt, sie solle ruhig schon vorgehen, ich
hätte noch Hausaufgaben zu erledigen, und habe betont langsam
meine Sachen zusammengepackt. Als alle draußen sind und auf
dem Flur ein wenig mehr Ruhe eingekehrt ist, kommt mein Lehrer
wieder zu mir. »Komm, wir setzen uns erst einmal«, sagt er und
deutet auf die Bank, auf der wir gestern auch schon saßen. »So,
gestern hatten wir ja nicht allzu viel Zeit, aber es geht um Folgendes:
In den letzten Wochen haben mich immer mehr Kollegen darauf
angesprochen, ob ich sicher sei, dass mit dir alles in Ordnung sei
und dass es dir gut gehe. Ich habe nun sicherheitshalber für dich
eine Nebenrolle ausgesucht. Du müsstest zwar zu den Proben trotzdem da sein, aber du hast nicht ganz so viel Text. Ich hoffe, das ist

für dich so in Ordnung, es gab ja mit den Rollenverteilungen schon ein ziemliches Hin und Her«, dabei lächelt er mich auffordernd an.

»Ja, das stimmt wohl«, grinse ich. Ein paar Wochen zuvor war die Rolle des Aschenputtels, die vorübergehend mir zugeteilt worden war, mir wieder weggeschnappt worden, sodass ich plötzlich ohne eine Aufgabe dastand. »Eine Nebenrolle klingt toll, das wäre sogar meine Wunschvorstellung gewesen. Und wegen der anderen Sache. Es ist alles in Ordnung, ich möchte auf keinen Fall mehr abnehmen und nehme jetzt etwas zu. Mein Körper muss sich ja erst einmal an das neue Gewicht gewöhnen. Kein Grund zur Sorge, ich passe da schon auf. Aber haben Sie trotzdem vielen Dank, dass Sie sich solche Mühe gemacht haben.« Heute ist mein Grinsen sogar echt, schließlich wusste ich, was mich erwarten würde, und ich hatte mir meinen Text schon zu Hause zurechtgelegt. Immerhin habe ich jetzt die Rolle, die ich mir gewünscht habe, und kann den Proben etwas entspannter entgegenblicken und die kommenden Weihnachtsferien genießen.

*

Endlich ist auch der letzte Schultag überstanden, und die Ferien stehen bevor. Wir backen mindestens zweimal die Woche neue Kekse und verzieren sie gemeinsam mit aufwendigen Mustern, stehen stundenlang dafür in der Küche, aber nicht einer davon wird von mir gegessen. Ich schaffe es einfach nicht. Die kleine Tüte mit Marzipankartoffeln liegt immer noch versteckt und ungeöffnet in meiner Schreibtischschublade. Ein Stück des Marzipans hat schließlich 50 Kalorien. Das sind fünf Prozent von dem, was ich mir höchstens am Tag erlaube und wirklich nur im Ausnahmefall zu mir nehme. Ziehe ich das, was ich an Kalorien und Fett beim Sport verbrenne, wieder ab, lasse ich meinem Körper täglich zwischen 300 und 400 Kalorien zum Leben – da fallen 50 Kalorien Marzipan schon stärker ins Gewicht. Für 50 Kalorien muss ich ungefähr 20

Minuten Fahrrad fahren. Außerdem will ich meinen Körper nicht an Schokolade, Zucker und Fett gewöhnen. Nicht dass er sich das alles später selbst einfordert und ich wieder dick werde. Ich muss die Kontrolle über meinen Körper behalten. Ich will mir das, was ich mir so hart erarbeitet habe, nicht wieder kaputt machen. Sonst wäre alles umsonst gewesen.

Silvester verbringe ich mit meiner Familie zu Hause, denn ich habe einfach keine Kraft mehr, mich zu verabreden, und außerdem auch keine Lust, mich ständig erklären zu müssen, warum ich als Einzige kein Stück Pizza, Süßigkeiten oder andere Dickmacher essen möchte. Für das neue Jahr nehme ich mir ganz fest vor, gesund zu werden und mir nie wieder Gedanken über das Essen zu machen.

7. Januar 2014

Seit dem ersten Kennenlernen mit dem Therapeuten sind bereits mehrere Wochen und drei weitere Stunden vergangen. Bis heute hatte ich Zeit, mich endgültig zu entscheiden, ob ich das Angebot annehmen oder ablehnen möchte. Es hat mich viel Überwindung gekostet, schlussendlich zuzustimmen. Außer Meike und meinen Eltern weiß niemand, dass ich dort hingehe, und das soll auch so bleiben. Auch wenn ich weiß, dass es heutzutage ja nun wirklich nichts Schlimmes mehr ist, die Hilfe eines Therapeuten anzunehmen und eine Therapie zu machen, ist mir das peinlich. Warum bekommt jeder sein Leben in den Griff, nur ich nicht?

Zwar bin ich erleichtert, Hilfe zu bekommen, aber auf der anderen Seite habe ich auch große Angst vor dem, was mich erwarten wird, und ärgere mich über mich selbst. Heute werde ich ihm sagen, dass ich mich für eine Zusammenarbeit mit ihm entschieden habe; nun wird die Therapie richtig beginnen. So gerne hätte ich es alleine geschafft. Ich möchte nicht zunehmen, aber ich weiß auch, dass ich ohne Zunehmen nicht gesund werde. So, wie es im Moment ist, kann es nicht weitergehen, aber trotzdem ist da diese Angst, vor allem davor, dass er mich zwingen wird zu essen. Doch andererseits hoffe ich, dass er erkennt, warum die Stimme in meinem Kopf wütet, und sie zum Schweigen bringt. Ob es die richtige Entscheidung war, die Therapie anzufangen, weiß ich nicht. Aber es tut gut zu wissen, dass ich endlich etwas dagegen unternehme und der Magersucht den Kampf angesagt habe. Dass ich nicht mehr alleine damit bin.

Manchmal weiß ich gar nicht mehr, ob ich überhaupt gesund werden will. Dann meldet sich wieder die Magersucht und versucht, mich von ihren ganzen positiven Seiten zu überzeugen. Aber dann rufe ich mir ins Gedächtnis, wie schön es wäre, keine Kalorien mehr zu zählen, Sport nur dann zu machen, wenn ich selbst Lust darauf habe, zu essen, was ich möchte, und, vor allem, meine Gedanken im Griff zu haben, einfach fröhlicher und belastbarer zu werden. Dann bin ich wieder fest entschlossen: Ich will gesund sein!

Mama hat mich in einer Nebenstraße abgesetzt, die restlichen 200 Meter bin ich gelaufen, um den Kopf vorher ein bisschen frei zu kriegen. Ich habe nicht den blassesten Schimmer, was mich jetzt erwarten wird, und bin dementsprechend gespannt. Als ich das Treppenhaus zu der Eingangstür, die im ersten Stock des Wohnhauses liegt, hochkomme, wartet er dort schon auf mich.

»Schön, dass du gekommen bist«, sagt er zur Begrüßung, lächelt mich freundlich an und gibt mir die Hand. »Komm doch gleich direkt mit durch.« Kurz darauf sitzen wir schon wieder in dem Raum, in dem wir auch die letzten Male miteinander geredet haben. Ich blicke ihn erwartungsvoll an und hoffe, dass er anfängt zu reden. »Und, hast du dich entschieden?«, fragt er.

»Ja, habe ich. Ich möchte das sehr gern machen, denn ich glaube, es könnte mir wirklich helfen«, antworte ich.

»Dann haben wir ja heute die erste richtige Stunde miteinander«, sagt er. »Zuerst müssen wir ein bisschen Papierkram erledigen, okay?«

Ich muss mehrere Seiten eines Fragebogens ausfüllen, den ich ganz leicht bearbeiten kann. Darin sind Fragen: wie ich mich in bestimmten Situationen fühle und wie ich mit bestimmten Dingen umgehe. Als Nächstes reicht er mir einen Vertrag, in dem er die Bedingungen für eine Therapie mit mir aufgeschrieben hat. Ich soll ihn mir in Ruhe durchlesen und dann unterschreiben. Mit meiner Unterschrift verspreche ich ihm also, die Therapiestunden regelmäßig wahrzunehmen, und versichere ihm, dass ich auch wirklich gesund werden will. Außerdem steht darin, dass ich mich dazu bereit erkläre, in eine Klinik zu gehen, sollte ich weniger als 45 Kilo wiegen, und ich soll regelmäßig Termine bei meinem Hausarzt wahrnehmen, damit der mein Gewicht dokumentiert. Mit den letzten beiden Punkten bin ich überhaupt nicht einverstanden. Aber was bleibt mir anderes übrig, als zu unterschreiben? Entweder unterschreibe ich oder meine Eltern werden mich direkt in eine Klinik bringen. Da wähle ich doch lieber das kleinere Übel. Also setze ich meine Unterschrift in das leere Feld, unter dem mein Name in vorgedruckten Buchstaben steht. Jetzt ist es also amtlich: Ich beginne eine Therapie und werde endlich gesund.

*

»Was ist dein Wunsch?«, fragt er mich ganz unvermittelt, nachdem ich ihm den unterschriebenen Zettel zurückgegeben habe. »Wie mein Wunsch?«, frage ich ihn verdattert. »Na ja, für was kommst du zu mir, was ist dein Ziel, das du am Ende unserer Zusammenarbeit erreicht haben möchtest?«

Was für eine Frage, da brauche ich doch gar nicht lange drüber nachzudenken. »Ich will endlich wieder so essen und mich so verhalten können, wie ich das möchte – nicht wie die Stimme in meinem Kopf das will. Die soll nämlich einfach weg.«

»Der Ansatz ist schon einmal falsch«, versucht er mir zu erklären. »Du kannst nicht mit der Erwartung hierherkommen, dass ich dir die Seite ›wegmache‹. Ich kann dir dabei helfen, die Sache in den Griff zu bekommen, indem ich dir Dinge anbiete, die du ausprobieren kannst. Aber nicht, um diese Seite wegzubekommen, sondern, um sie zu verstehen. Denn nur dann kannst du gesund werden.«

Na toll!, denke ich mir, als ich die Treppen wieder hinuntergehe. Was hat mir das jetzt gebracht? Ich habe das Gefühl, dass ich kein Wort von dem, was er mir noch erzählt hat, wirklich verstanden habe. Ich hatte gerade meine erste richtige Stunde und zweifele schon, ob das die richtige Entscheidung gewesen ist. Draußen wartet meine Mutter auf mich im Auto. »Und, wie wars?«, löchert sie mich direkt mit Fragen.

»Hmm, ich weiß nicht so recht. Ich muss erst einmal darüber nachdenken, was er alles gesagt hat, um es zu verstehen.«

*

Auch Meike möchte am nächsten Tag alles ganz genau wissen. Aber ich würde das Thema am liebsten einfach vergessen und nie mehr darüber sprechen. Ich komme mir plötzlich unheimlich albern dabei vor, zu einem Therapeuten zu rennen und mir einzubilden, ich sei krank. Es gibt viel kränkere Mädchen, nämlich die in den Kliniken. Über mich mit dem bisschen Untergewicht kann man da doch nur lachen. Nur wer krank ist, bekommt Aufmerksamkeit. Um wirklich krank zu sein, muss ich in eine Klinik, auch wenn ich das eigentlich gar nicht will. Die eine Seite will es. Und die entscheidet nun einmal. An diesem Tag bin ich fest entschlossen, noch weiter abzunehmen. Es muss ja keiner erfahren.

Montag, der 13. Januar 2014

Heute beginnen die neuen Sportkurse für das dritte Semester der Oberstufe. Es ist das erste Mal, dass ich 10 Stunden Unterricht an einem Tag habe, das heißt, vor 17.30 Uhr werde ich heute nicht zu

Hause sein. Elf Stunden aushalten, ohne etwas zu essen, klingt hart. Aber ich bin mir sicher, dass ich es schaffen werde. Ins Fitnessstudio darf ich schon lange nicht mehr, deshalb freue ich mich auf die 90 Minuten Aerobic, die am Nachmittag auf meinem Stundenplan stehen. Endlich wieder Sport! Als wir mit den restlichen 20 Mädchen in der Umkleide stehen, um uns umzuziehen, merke ich, wie sie mich beobachten, als ich mein T-Shirt wechsele und für kurze Zeit im BH vor ihnen stehe. Ich weiß, dass sie auf meine hervorstehenden Rippen und meine Beckenknochen starren, über die sich die dünne Haut spannt. Die kranke Seite freut sich, dass nun endlich alle sehen können, wie dünn ich wirklich bin, ohne dass meine Knochen von weiten T-Shirts oder Pullis verdeckt werden. Die gesunde Seite dagegen schämt sich und würde am liebsten aus der Kabine herausrennen und das Ganze ungeschehen machen.

Heute Morgen habe ich mir extra die engste Sporthose herausgesucht, die ich habe – eine Laufhose in Größe 152. Dazu ein enges Top in Größe 146. Doch jetzt ist mir das total unangenehm. Hätte ich mich heute Morgen doch bloß für die weiten Klamotten entschieden! Ich weiß, dass sie spätestens morgen darüber reden werden, und ich bin sauer auf mich selbst, dass ich mein Top nicht schon vorher unter meine Strickjacke gezogen habe. So schnell es geht, schnappe ich mir mein Handtuch und gehe mit Meike in Richtung des Trainingsraumes, in den man schon vom Flur aus durch eine große Glasscheibe schauen kann. Das Training ist lange nicht so anstrengend wie jenes im Fitnessstudio, und ich bin deshalb eine der wenigen, die nicht ständig vor Erschöpfung auf dem Boden liegen oder an ihrer Trinkflasche hängen. Ganz im Gegenteil – ich ziehe die 90 Minuten auf dem Step durch, ohne auch nur eine Pause zu machen. So habe ich immerhin mehr Kalorien verbrannt als die anderen hier im Raum. Statt mich nach der Stunde wieder umzuziehen, lasse ich meine Sportklamotten an und schlüpfe nur in meine dicke Winterjacke. Ich werde mich mit Sicherheit nicht noch einmal vor denen ausziehen! Außerdem bin ich ja sowieso gleich zu Hause. Mein Brot habe ich vorsichtshalber bis zur letzten Stunde in meiner Brotdose aufbewahrt, falls ich es vor Hunger nicht mehr ausgehalten hätte. Aber ich bin eisern geblieben und schmeiße, stolz über meine Disziplin und Stärke, das Brot in den Mülleimer vor der Turnhalle, bevor ich das rote Auto meiner Mutter die Straße entlangkommen sehe.

*

Nachdem ich mich zu Hause schnell umgezogen und geduscht habe, fahren wir weiter zu unserem Arzt. Heute muss ich das erste Mal zum Wiegen. Was für eine Zeitverschwendung! Als hätte ich nichts anderes zu tun, als eine Stunde im Auto zu verschwenden, um mich bei einem Kinderarzt, der für mich zuständig ist, weil ich noch nicht volljährig bin, auf die Waage zu stellen. Das hätte ich genauso gut zu Hause machen können, das Ergebnis kenne ich sowieso schon. Sollen ruhig alle sehen, wie sehr sie übertreiben, denke ich mir, als ich oben in meinem Zimmer heimlich eine große Flasche Wasser mit 1,5 Litern in mich hineinkippe. Mit so viel Wasser im Bauch wiege ich nun 47,5 Kilo.

Schon als wir den Summer der Praxistür hören und meine Mutter die Tür aufdrückt, zweifele ich an meiner tollen Idee, vorher so viel getrunken zu haben. Denn noch bevor wir wirklich in der Praxis stehen, merke ich, dass die ganze Flüssigkeit wieder herauswill und ich dringend zur Toilette muss. Aber das geht jetzt noch nicht, ich muss noch wenigstens das Wiegen aushalten. Mein Bauch ist schon ganz dick, eben durch das viele Wasser, aber so sieht man wenigstens meine Beckenknochen nicht so stark.

Die Arzthelferin bringt uns in einen Raum über den eigentlichen Behandlungsräumen der Praxis. Als Erstes misst sie meinen Blutdruck. »Zwar recht niedrig, aber noch im normalen Bereich«, sagt sie. »Zieh dich schon einmal komplett aus, die Unterwäsche kannst du anbehalten.«

Habe ich mich gerade verhört? Ich habe vorher etliche Foren im Internet gelesen, in denen stand, man dürfe die Klamotten anbehalten. Ich ziehe mich doch hier nicht vor meiner Mutter und der Arzthelferin aus, nur weil alle wollen, dass ich mich hier wiege? »Ich lasse mein T-Shirt an, okay?«, frage ich sie, ohne eine Antwort abzuwarten.

»Nein, das geht nicht. Das Oberteil musst du ausziehen, so sind die Regeln.«

»Gut, wenn das die Regeln sind, dann lassen wir das Ganze eben. Ich lege keinen großen Wert darauf, hier gewogen zu werden. Ich ziehe mein Oberteil nicht aus«, erwidere ich trotzig. Es ärgert mich maßlos, dass die Frau, die mir vorhin noch so sympathisch vorkam, nicht einmal bereit ist, auch nur den kleinsten Kompromiss einzugehen.

»Dann machen wir das so: Wenn du dich nicht komplett ausziehst, hole ich eben direkt den Doktor hoch.« Sie geht in Richtung Tür. Ich möchte meine Mutter nicht noch mehr blamieren, schlimm genug, dass sie mit mir zum Arzt fahren muss; deshalb ziehe ich das T-Shirt schlussendlich doch aus. Ich versuche, die aufsteigenden Tränen, die aus purer Wut hochkommen, zu unterdrücken, und spreche kein Wort mehr. Ich bin wütend auf mich, dass ich mein T-Shirt doch ausgezogen habe, und auf die Arzthelferin, die sich wegen der 50 Gramm, die das T-Shirt wiegt, so anstellt. Aber die Zicke wird schon noch sehen, was sie davon hat. Meine Kette und die Uhr lasse ich an, die hat sie schließlich nicht bemerkt. Die Waage zeigt 47,1 Kilogramm.

»Siehst du, das war es schon«, sagt sie freundlich zu mir, als ich mich schnell wieder anziehe. Jetzt braucht sie gar nicht so freundlich zu sein, nur weil sie einmal gewonnen hat. »Ich bringe die Werte eben zum Doktor hinunter, und er wird dann gleich hochkommen.« Sie wendet sich zum Gehen.

Während wir warten, spreche ich kein Wort. Ich bin stinksauer, und das soll meine Mutter auch spüren. Schließlich hat sie mir das Ganze eingebrockt. Außerdem muss ich mich sowieso beherrschen, um nicht zu heulen, und wenn ich jetzt reden würde, dann könnte ich mich bestimmt nicht mehr zurückhalten. Auch Mama spricht kein Wort. Ich bin mir sicher, dass sie weiß, was in mir vorgeht.

Als ich den Arzt die Treppe heraufkommen höre, wische ich schnell meine Augen trocken und versuche, stark und genervt zu wirken. Er soll ruhig merken, wie lächerlich und albern ich das hier alles finde. Ich bin doch keine fünf, auf mich braucht niemand mehr aufzupassen; ich kann schon ganz gut für mich selbst verantwortlich sein. Aber das sieht er offensichtlich anders, als er sich mein Gewichtsdiagramm anguckt. Mein letztes Gewicht von einer Routineuntersuchung vor zwei Jahren liegt bei 71,5 Kilo. Die Kurve macht nun einen fast senkrechten Knick nach unten und stoppt bei genau 24,4 Kilo weniger.

»Soso, na du bist mir ja eine«, sagt er und blickt mich besorgt an. Von den 47,1 Kilo ziehen wir noch mal ungefähr ein Kilogramm ab, aus dem Grund, dass du ja nicht mit nüchternem Magen hier bist.

»Tja«, erwidere ich nur. Ich bin wirklich sauer. »Das nächste Mal lasse ich das T-Shirt aber an, das können Sie Ihrer Angestellten bitte sagen.«

»Sie hat mir eben schon davon berichtet«, grinst er. »Der Dickkopf scheint ja noch der alte zu sein.« Dann bespricht er ein paar Dinge mit meiner Mutter und mir, und wir vereinbaren einen Termin für zwei Wochen später. Wenn ich nicht äße, bekäme ich eine Magensonde, durch die ich im Krankenhaus künstlich ernährt würde. Ich habe das Gefühl, jeder behandelt mich hier, als sei ich ein unzurechnungsfähiges Etwas, das nicht mehr in der Lage ist, für sich selbst zu sorgen. Wie ein kleines Baby. Dann bringt uns die Arzthelferin hinaus. »Und nächstes Mal mit T-Shirt, dafür ohne Uhr, ist notiert«, sagt sie zum Abschied und lächelt mir zu. Aber ich lächele nicht zurück.

Ich kann es kaum erwarten, endlich wieder nach Hause zu kommen. Als Erstes renne ich ins Badezimmer. Beim Arzt habe ich mich nicht getraut, auf die Toilette zu gehen, schließlich soll er nicht denken, dass ich jedes Klischee einer Magersüchtigen erfülle. Und die Arzthelferin erst recht nicht.

Tagebucheintrag vom 13. Januar 2014

Ich glaube, dieser Tag hat den Titel »schrecklichster Tag des Jahres« zu Recht schon am Anfang von 2014 verdient. Zuerst Sport. Wie sie mich alle angeguckt haben. Als sei ich nicht ganz dicht! Ich habe mich gefühlt wie ein ausgestelltes Etwas, das man erst einmal von oben bis unten begutachten muss. Sonst interessiert sich niemand für mich. Aber sobald es mir mal nicht gut geht, bin ich Gesprächsthema Nummer eins. Am liebsten würde ich morgen gar nicht zur Schule gehen ... Dann kam das Wiegen. Dass es mit Sicherheit schönere Dinge gibt, die man nach einem Schultag machen kann, als zum Arzt zu gehen, um sich wiegen zu lassen, konnte ich mir schon im Voraus denken. Die haben mich dort behandelt, als sei ich ein unzurechnungsfähiges Baby. Warum darf ich mich nicht selbst wiegen? Ich kann schon selbst die Zahlen lesen. Warum muss ich mich ausziehen, auch wenn ich das gar nicht will? Sie lassen mich darüber nicht mehr mitreden und mitentscheiden. Aber ich bin doch auch noch jemand! Vielleicht bin ich krank, aber deshalb bin ich doch nicht blöd und bekomme das alles mit!

Mitte Januar 2014

Die Tage vergehen, und die Proben für unser Theaterstück beginnen. Zweimal die Woche stehen wir auf der großen Bühne in der Pausenhalle, lernen gemeinsam unsere Texte oder überlegen, wie wir uns noch besser in unsere Rollen hineinversetzen können. Heute sitzen wir in kleinen Gruppen in unterschiedlichen Räumen und proben einzelne Szenen, die wir hinterher vor der gesamten Gruppe aufführen und diskutieren sollen.

Wir sind gerade beim Üben unserer Choreografie, als mein Lehrer seinen Kopf durch die Tür des Klassenzimmers steckt. »Ach Birte, hier bist du, ich hab dich schon gesucht. Kannst du mal eben kurz mitkommen?«

Ich muss mich erst einen Augenblick am Tisch festhalten, auf dem ich eben noch gesessen habe, als ich aufstehe, um ihm durch die Tür zu folgen. Mir ist den ganzen Tag schon schwindelig – kein Wunder, ich habe heute erst 120 Kalorien zu mir genommen, und mein Kreislauf ist total im Keller. »Na, wie läuft es in der Gruppe?«, fragt er und versucht, das Gespräch auf die Proben zu lenken.

»Das läuft ganz gut«, sage ich, »wir sind gerade dabei, die Choreografie für den Rap zu üben, der im zweiten Akt kommen soll.«

»Ach ja, sehr gut, sehr gut«, sagt er. »Du, pass mal auf, du kannst dir sicher denken, um was es geht, oder? Ich habe noch einmal nachgedacht und würde dir gerne anbieten, dich aus dem Stück zu nehmen. Dann hättest du nicht so viel Druck und könntest dich eher auf andere Dinge konzentrieren. Auf Dinge, die für dich momentan wichtiger sind.«

»Wie meinen Sie das jetzt?«, frage ich, weil ich sein Angebot nicht ganz verstehe.

»Ich habe mir überlegt, dass du die Aufgabe bekommen würdest, dich um die Dekoration zu kümmern und dafür bei der Aufführung nicht auf der Bühne zu stehen, sondern die anderen zusätzlich als Souffleuse zu unterstützen. Dann könntest du, falls es dir mal gar nicht gut gehen sollte, auch mal ein Probenwochenende verpassen, ohne dass es allzu dramatisch wäre.« Als ich verstehe, was genau er mir sagen möchte, bin ich total froh. Vor Erleichterung platzt plötzlich alles aus mir raus, und ich kann gar nicht mehr aufhören zu plappern. Ich erzähle ihm von den Arztbesuchen, von dem Therapeuten und davon, dass es mich total ärgert, dass alle über mich, aber keiner mit mir spricht. Ich sage auch, wie unwohl ich mich in der Schule fühle und wie sehr ich mich jede Woche aufs Neue auf das Wochenende freue.

Als ich fertig bin, merke ich, dass er sichtlich geschockt ist. »Oje, dass es so schlimm ist, hätte ich nicht gedacht«, sagt er. »Ich verspreche dir, dass wir eine Lösung hinsichtlich der Schule finden, und bin sehr erleichtert, dass du jetzt endlich offen mit mir gesprochen hast. Ich hatte eure Festnetznummer schon herausgesucht, weil mich sogar der Schulleiter gebeten hat, einmal mit deinen Eltern darüber zu sprechen. Ich werde mich dafür einsetzen, dass wir das hinbekommen.« Ich merke immer wieder, wie befreiend es ist, sich alles von der Seele zu reden und einfach zu erzählen.

»Alles klar, haben Sie schon einmal vielen Dank. Das mit der Dekoration übernehme ich sehr gern«, sage ich, bevor wir wieder in den Klassenraum gehen, wo die anderen schon auf uns warten.

»Was wollte er schon wieder von dir?«, fragt mich Anna.

»Ach, es ging um das Theaterstück«, winke ich ab. »Ich bin jetzt Souffleuse und für die Dekoration zuständig, und damit bin ich auch echt zufrieden.«

*

Es ist wieder Dienstag. Ich muss ein weiteres Mal zum Therapeuten. Ich hoffe, heute etwas mehr zu verstehen, und nehme mir vor, mich anzustrengen, um alles mitzubekommen. Als ich vor der Haustür stehe, werde ich immer nervöser. Was wird mich heute wohl erwarten? Werde ich mehr verstehen? In dem Raum ist es schön warm, sodass ich meine Jacke ausziehen kann, ohne zu frieren. Ich erzähle ihm wieder von dieser Stimme in meinem Kopf, davon, dass ich Angst habe zuzunehmen, und dass ich nicht weiß, wie ich das schaffen kann. Nachdem wir dieses Thema besprochen haben, soll ich mich in den anderen Sessel setzen und die Augen zumachen.

Ich soll ihm möglichst genau beschreiben, was diese Stimme mit mir macht, was sie mir sagt und wie sie mich dazu antreibt, so viele Dinge zu tun, die ich selbst doch eigentlich gar nicht will. Wie es sich für mich anfühlt, wenn sie mich anschreit und mir sagt, ich sei zu dick. Ich versuche, ihm alles so gut es geht zu beschreiben, bevor mir die Tränen herunterkullern. Ich habe Angst, mich mit diesen Gedanken auseinanderzusetzen, die mir so wehtun und die ich einfach nur zur Seite schieben und nie mehr wieder denken möchte. Doch ich soll erneut meine Augen zumachen und mir vorstellen, warum diese Seite in mir mich so drängelt, quält und verletzt. Ich weiß darauf absolut keine Antwort, da kann ich noch so lange darüber nachdenken, es kommt einfach nichts. Da, wo die Antwort auf die Frage sein sollte, ist einfach nur gähnende Leere in meinem Kopf. Wie sollte da auch etwas anderes sein? Ich will mich nicht mit der Stimme auseinandersetzen, sie soll einfach nur verschwinden und mich in Ruhe lassen!

Als ich mich wieder etwas gefangen habe, soll ich die Augen noch mal schließen, und der Therapeut beginnt zu erzählen. Er sagt, er wolle mein Unbewusstes damit ansprechen, meinem bewussten Verstand würde das Ganze, was er nun sagt, wahrscheinlich komisch vorkommen, aber das sei auch gut so. Ich muss mich anders hinsetzen, als ich eben gesessen habe, und beide Füße auf den Boden stellen. Als ich die Augen geschlossen habe, fängt er an zu sprechen. Nach einiger Zeit merke ich, wie sich mein Körper entspannt. Ich bin nicht wie hypnotisiert und bekomme alles bewusst mit. Ich fühle mich einfach nur entspannt und habe das Gefühl, diese Gedanken für einen Moment abgeben zu können. Als er aufhört zu erzählen und ich die Augen wieder aufmache, fragt er mich nach meinen Erfahrungen, die ich eben gemacht habe. Ich erzähle ihm fasziniert, wie leicht ich mich fühle und wie die Stimme für einen Moment mal Ruhe gegeben hat. Dann ist die Stunde schon wieder vorbei. Es kommt mir vor, als sei ich nur 20 Minuten dort gewesen und keine 50. Aber ich glaube, heute war es eine gute Stunde, die mir viel gebracht hat. Heute gibt es endlich etwas Positives zu erzählen.

*

Das gute, starke Gefühl von gestern hat genau bis heute Morgen vorgehalten. Es ist Mittwochmorgen, und wie jeden Tag sitze ich vor meinem Brötchen und meiner Tasse Tee und warte darauf, dass Mama kurz die Küche verlässt, damit ich mein Brötchen wiegen und präparieren kann. Aber nichts da, sie bleibt die ganze Zeit bei mir am Tisch sitzen. Also bleibt mir nichts anderes übrig, als das Brötchen auf die Waage zu legen und das Innenleben mitzuessen. Sie soll nicht erfahren, wie schlimm es mir geht, dass ich nicht mal mehr ein komplettes Brötchen hinunterkriege. Ich weiß, dass sie viel wegen mir weint, und möchte sie nicht noch mehr verletzen. Als ich alles hinuntergewürgt habe, stürze ich schnell zwei große Gläser Cola light hinterher. Die viele Kohlensäure füllt meinen Bauch und gibt mir wenigstens für die nächsten zwei Stunden das Gefühl, nicht hungrig zu sein. Vor jedem Essen trinke ich ein paar Gläser Cola, denn dann geht nicht mehr so viel in meinen Bauch hinein und es gibt keine Gefahr, dass ich zu viel esse. Obwohl ich weiß, dass mir heute ein langer Schultag bevorsteht, schmeiße ich mein Essen schon auf dem Weg zum Bus in einen Mülleimer an der Straße. Ich will das ganze Essen einfach nicht in meinem Rucksack haben und will der Gefahr, doch schwach zu werden und zu essen, aus dem Weg gehen. In der Mittagspause sehe ich also wieder einmal nur dabei zu, wie die anderen essen. Meine Brotdose ist leer. Genau wie mein Magen, der vor lauter Hunger schon richtig wehtut, sobald ich den Rücken etwas mehr durchstrecke und versuche, halbwegs gerade zu stehen. Es ist Viertel vor zwei, das heißt, vor sechs Stunden habe ich das letzte Mal etwas gegessen. Es fühlt sich so an, als würde jeder, der außer uns in der Cafeteria sitzt, mich beobachten und darauf warten, ob ich etwas zu essen auspacke oder nicht. Auch wenn ich weiß, dass ich mir das einbilde, würde ich es ihnen in diesem Moment zu gerne beweisen.

Nach Schulschluss um halb vier bin ich die Einzige, die nicht mit den anderen zusammen das Schulgebäude verlässt. Am Haupteingang warte ich auf meine Mutter, denn wir haben heute einen Termin mit der Oberstufenkoordinatorin, zu dem uns mein Tutor geraten hat. Mit ihr sollen wir besprechen, wie es weitergeht, denn mein Lehrer hat mir zunächst den Vorschlag gemacht, einen Monat mit der Schule auszusetzen, nur die Kurse zu besuchen, die für die bevorstehenden Prüfungen wichtig sind, oder eine andere Lösung mit der Koordinatorin zu finden, damit ich mich zu Hause etwas erholen kann. Schließlich muss ich fit sein, wenn im nächsten Monat die ersten Vorbereitungsklausuren für die schriftlichen Abiturprüfungen losgehen. Während wir vor ihrem Büro warten, hoffe ich, dass keiner meiner Lehrer vorbeikommt und uns hier stehen sieht. Wie würde das denn aussehen, schließlich könne sich jeder denken, warum ich hier bin. Es kommt mir vor, als stünden wir schon eine Ewigkeit vor dem abgeschlossenen Büro, als wir eine Frau mit weißen Haaren aus dem Trakt, wo sich auch die Kunsträume befinden, auf uns zukommen sehen. Sie winkt uns freundlich zu und gibt jedem die Hand. »So, Sie sind ja heute mit einem eher unschönen Anliegen zu mir gekommen«, sagt sie, während sie sich daranmacht, den richtigen Schlüssel für das Türschloss ihres Büros zu finden. »Dann mal rein in die gute Stube.« Sie macht eine einladende Handbewegung und zeigt auf zwei Stühle vor ihrem Schreibtisch. »Was kann ich genau für Sie tun?«

Ich blicke meine Mutter erwartungsvoll an. Hoffentlich spricht sie für mich, ich weiß gar nicht, was ich sagen beziehungsweise wo ich anfangen soll. Außerdem ist es mir furchtbar peinlich, über *das* Thema zu sprechen.

»Sie wissen ja sicher über die grundlegenden Dinge Bescheid«, beginnt sie. »Nun würden wir gerne eine Lösung mit der Schule finden, die es meiner Tochter ermöglicht, erst mal ein wenig zu

Kräften zu kommen. Das funktioniert nämlich, wie wir gesehen haben, überhaupt nicht, wenn sie nebenbei noch die Schulsachen managen muss.«

»Warum möchtest du denn nicht mehr zur Schule gehen?«, spricht mich unsere Oberstufenkoordinatorin nun direkt an.

Mama und ich gucken uns beide ungläubig an. »Na ja, wie schon gesagt, ich schaffe es momentan einfach nicht zur Schule. Ich kann nicht mehr auf den Stühlen sitzen, ich schaffe es nicht mehr, mich zu konzentrieren, und vor allem schaffe ich es einfach nicht, alleine zu essen. Und das über teilweise zehn Stunden am Tag, das halte ich nicht mehr lange aus. Ich weiß doch auch nicht warum, aber ich fühle mich hier einfach nicht wohl.«

»So, und warum ist das so?«

Ich kann es nicht fassen. Was wird das denn hier? Ein Gespräch mit meinem Therapeuten, um eine Diagnose zu erstellen, oder ein Gespräch mit der Koordinatorin des Jahrgangs, um eine Lösung zu finden? »Ich weiß es nicht, es ist doch auch egal warum. Es geht doch nicht darum, dass mir die Schule keinen Spaß macht, es geht darum, dass ich zu Hause gesund werden möchte, ich möchte für die Abiturklausuren Kraft haben.«

Sie schaut mich an: »Aber du musst doch wissen, wieso das so ist. Wenn man sich unwohl fühlt, hat das doch meist einen Grund. Bist du überhaupt in der Lage, dein Abitur zu schreiben?«

Auch sie vermittelt mir das Gefühl, auf mich herabzublicken, wieder einmal fühle ich mich so hilflos, allein und unnormal. Habe das Gefühl, jeder halte mich für verrückt und unzurechnungsfähig. Dabei bin ich nur magersüchtig, ich bekomme doch trotzdem alles mit, was sie über mich reden – versteht das keiner?

»Natürlich ist sie dazu in der Lage«, nimmt meine Mutter meine Antwort vorweg, bevor ich dasselbe aussprechen kann.

»Na ja, ich meine ja nur, eventuell sollten wir als Lehrerschaft uns dann einmal überlegen, ob wir das überhaupt verantworten können.«

Das glaube ich nicht! Soll das jetzt gerade heißen, dass sie meint, überlegen zu müssen, ob sie mir erlauben, die Prüfungen mitzuschreiben? Das ist doch ganz allein meine Sache!

»Sie sollten sich die Alternativen zu einem Abitur einmal genau anschauen«, rät sie uns zum Abschluss. Das Gespräch endet damit, dass meine Mutter und ich, ohne zu einem eindeutigen Ergebnis gelangt zu sein, das Büro wieder verlassen. Ich bin enttäuscht, denn ich war mir wirklich sicher, dass wir gemeinsam eine Lösung finden würden, mit der es mir endlich wieder etwas besser ginge. Ich hatte so große Hoffnungen in dieses Gespräch gesetzt. Ich habe gedacht, dass sich die Koordinatorin des Jahrgangs genauso einsetzen würde wie mein Tutor. Habe einfach gehofft, dass nach diesem Gespräch alles besser wird. Natürlich gäbe es die Möglichkeit, die Schule für einige Wochen zu verlassen, davon hat sie uns aber dringend abgeraten. Stattdessen hat sie mir nahegelegt, ich solle von der Schule gehen, gesund werden und mein Abitur dieses Jahr nicht mitschreiben. Ich sollte doch mal über eine Klinik nachdenken, hat sie gesagt. Das kommt für mich nicht infrage. Niemals! Ich werde mein Abitur dieses Jahr schaffen, ob mit oder ohne Magersucht. Auch wenn ich weiß, dass nur die wenigsten glauben, dass ich das auch wirklich auf die Reihe kriege. Ich lasse mir doch von meiner Scheißkrankheit nicht mein ganzes Leben kaputt machen!

Das Einzige, was wir heute erreicht haben, ist, dass ich von dem kommenden Sportkurs im vierten Semester freigestellt bin. Ich muss zwar einen Ersatzkurs wählen und ein Attest von meinem Arzt vorlegen, aber alles ist besser als das Gerede der anderen, sobald sie mich in der Sportkleidung sehen.

15. Februar 2014

Obwohl Samstag ist, findet heute in der Aula ein Probentag für unser Theaterstück statt. Ich bin viel zu früh aufgewacht, die anderen schlafen noch, und im Haus ist es ganz still. Noch im Halbschlaf stehe ich auf und tapse ins Bad. Dabei wird mir plötzlich so schwindelig, dass ich mich am Türrahmen festhalten muss, bis sich das Wirrwarr in meinem Kopf einigermaßen gelegt hat. Doch dann wird mir schwarz vor Augen. Als ich wieder aufwache, liege ich auf dem Fliesenboden im Badezimmer. Mein Kopf tut höllisch weh, und ich versuche, so schnell es geht wieder aufzustehen, denn nebenan höre ich schon, wie meine Eltern aus dem Bett gesprungen sind. Es muss wohl einen ziemlichen Knall gegeben haben, als ich gestürzt bin. Als sie durch die Badezimmertür kommen, bin ich bereits wieder auf den Beinen. »Alles gut«, sage ich. »Ich bin nur im Halbschlaf gegen die Tür gelaufen. Sorry, ich wollte euch nicht wecken.« Dann gehe ich schnell nach unten und trinke zwei Tassen Kaffee, um meinen Kreislauf wieder einigermaßen in Gang zu bringen. Meine Beine zittern wie verrückt, sodass ich richtig froh bin, als ich die Treppenstufen nach unten ohne weitere Zwischenfälle geschafft habe. An meinem Hinterkopf blutet glücklicherweise nichts, und auch der pochende Schmerz lässt langsam nach. Ich muss im Fallen wohl noch an der Tür entlanggeschrammt sein, anders kann ich mir meine aufgeschürften Ellenbogen und Beine nicht erklären. Hauptsache ist aber, dass meine Eltern mir die Story mit der Tür abgekauft haben. Wer weiß, nicht dass sie mich selbst in eine Klinik stecken, wenn sie wüssten, dass nun schon mein Kreislauf versagt. Erst ein paar Stunden später erzähle ich ihnen, was wirklich passiert ist. Denn ich habe Angst und will damit nicht länger alleine sein. Sie sind nicht sauer, sondern nehmen mich fest in den Arm. »Birtchen, wir kriegen das schon wieder hin«, sagen sie. Ich hoffe, sie haben recht.

*

Ich darf nur ein paar Stunden bei den Proben zusehen. Meine Mutter hat mit meinem Tutor gesprochen und gesagt, ich solle mich heute noch etwas schonen. Meine Kopfschmerzen haben zwar nachgelassen, aber ich fühle mich ziemlich fertig und bin wacklig auf den Beinen. Es ist mir schon etwas peinlich, dass er nun auch Bescheid weiß, aber ich fühle mich wirklich nicht gut und bin froh, als ich nach drei Stunden endlich wieder nach Hause kann.

*

»Wir müssen uns jetzt wirklich was überlegen«, empfangen mich meine Eltern zu Hause am Tisch. »Es muss sich einfach was ändern. Das heißt konkret: fünf Mahlzeiten pro Tag, unter Aufsicht, damit du auch nicht schummeln kannst beziehungsweise damit die Stimme in deinem Kopf dich nicht zum Schummeln drängen kann. Gleich morgen fangen wir damit an. Papa hat Fresubin bestellt, das ist so etwas wie Milchshake in vielen verschiedenen Geschmacksrichtungen. Auf 100 Milliliter haben sie 150 Kalorien und viele der Nährstoffe, die ein Körper zum Überleben braucht und die dir mit Sicherheit schon fehlen. Vielleicht bekommst du das besser in dich rein.«

Verdammt, damit hätte ich jetzt nicht gerechnet. Davor hatte ich immer Angst. Ich will nicht wieder dick werden! Bitte, bitte nicht! Aber ich weiß, dass es zunächst sinnlos wäre, mich dagegen zu wehren, deshalb nicke ich nur und gehe hoch in mein Zimmer. Ich habe so große Angst vor morgen.

*

»Guten Morgen, aufstehen!« Hey, es ist Sonntag, und der Wecker zeigt gerade einmal 7:30 an. Warum werde ich jetzt schon geweckt? »Komm, wir müssen frühstücken, um elf musst du wieder Hunger haben auf ein zweites Frühstück!« Oh nein, ist das ihr Ernst? Ich blinzele ihr ungläubig entgegen. »Komm Maus, aufstehen jetzt! Ich warte in fünf Minuten unten auf dich.« Ich befürchte schon, dass das einer der härtesten Tage seit Langem wird, als ich die Treppe hinunter in die Küche gehe. Ich bin extra langsam aufgestanden, damit mir so etwas wie gestern nicht noch einmal passiert. In der Küche erwartet mich direkt ein voll gedeckter Frühstückstisch, der alle meine Alarmglocken schrillen lässt. Ich versuche schon heute Morgen, so viele Kalorien wie möglich einzusparen, damit das, was noch folgen wird, nicht ganz so schlimm wird. Dieses Mal schaffe ich es sogar, obwohl mein Vater und meine Mutter beide am Tisch sitzen, sowohl das Gelbei mit 70 Kalorien als auch das Innenleben des Brötchens mit 50 Kalorien in einem Taschentuch verschwinden zu lassen, ohne dass sie etwas bemerken. Stolz auf meine Leistung sehe ich dem Tag schon wieder etwas positiver entgegen. Immerhin schon 120 Kalorien gespart. Weiter geht es für mich rund drei Stunden später, als Mama mich wieder herunterzitiert. Vor mir steht ein Becher Joghurt. Mohn-Marzipan-Geschmack, früher mein absoluter Favorit. Bis ich die Kalorien gesehen habe. 180 Kalorien für so einen kleinen Becher! Unmöglich für mich. Doch heute wird sie mich zwingen, ihn zu essen. »Aber ich hab doch gar keinen …«

»Nichts da!«, fällt sie mir ins Wort. »Der wird jetzt gegessen und gut ist. Denkst du, die nehmen in einer Klinik Rücksicht darauf?« Mann, müssen sie mir immer mit einer Klinik drohen, langsam werde ich bei dem Wort schon panisch und genervt. Warum geht es nicht anders als mit Drohungen? Es ärgert mich, dass sie mir immer wieder so deutlich zeigen, dass sie über meinen Kopf hinweg entscheiden können, wenn sie das nur wollen, denn dadurch fühle ich mich wieder klein und schwach. Wäre ich doch bloß schon 18! »Iss ihn einfach so schnell es geht, dann hast du es bald hinter dir.« Wenn die wüsste, sie hat doch gar keine Ahnung, wovon sie da spricht! Für sie ist es nur ein Becher Joghurt, mehr nicht. Aber für mich ist es der Horror, doch das kann sie überhaupt nicht nachvollziehen. Ich sitze also vor diesem Becher und starre ihn an. Ich kann das nicht, ich schaffe das nicht, ich will das nicht essen!

»Du darfst das nicht essen, das sind pure Kalorien, Zucker und Fett«, hämmert die Stimme in meinem Kopf. »Iss es nicht! Nimm jetzt keine Rücksicht auf deine Mutter, sondern denk an dich! Du darfst es nicht essen!« Sie hämmert mir in den Kopf, sie schreit mich an: »180, 180, 180!!! Das ist mehr, als du an manchen Tagen zu dir nimmst! Als Zwischenmahlzeit? Geht's noch? Womit hättest du dir die heute verdient?!« Der Becher kommt mir mit jeder Minute größer und ich mir kleiner vor. »Ich kann das nicht essen«, presse ich hervor, bevor ich in Tränen ausbreche. In mir drin herrscht so ein Druck, ich kann das nicht aushalten. Geschlagene 40 Minuten sitzen Mama und ich in der Küche, und ich heule die ganze Zeit. Ich merke, wie meine Mutter langsam ungeduldig wird, und das setzt mich noch mehr unter Druck. Ich will das doch essen, aber ich kann einfach nicht – ich schaffe es doch nicht. Warum versteht sie das denn nicht?

Irgendwann reißt sie mir entnervt den Becher weg, pfeffert ihn zurück in den Kühlschrank und geht wortlos aus dem Raum. Ich breche am Tisch komplett zusammen. Das wollte ich doch nicht, ich wollte sie nicht verletzen. Sie sollte sehen, dass ich es schaffen kann und dass ich das auch will! Nach weiteren 20 Minuten habe ich mich und meine Emotionen wieder einigermaßen im Griff. Als ich auf dem Weg in mein Zimmer an der Schlafzimmertür meiner Eltern vorbeikomme, höre ich, wie meine Mama weint. Vorsichtig öffne ich die Tür und lege mich zu ihr aufs Bett. »Bitte nicht weinen, Mama. Du darfst nicht wegen mir weinen, es tut mir alles so leid.«

Sie lächelt mich an und wischt sich die Tränen aus dem Gesicht. »Es ist alles gut, Mäuschen«, sagt sie. »Ich bin dir nicht böse, ich weiß nur nicht, wie es jetzt weitergehen soll. Wir müssen das irgendwie schaffen, es tut mir so weh zu sehen, wie sehr du dich quälst.«

»Bitte gebt mich nicht weg«, flehe ich sie an. »Ich verspreche dir, ich esse den Joghurt. Komm, wir gehen wieder runter.« Und tatsächlich schlinge ich den Joghurt in mich rein. Mir ist richtig schlecht danach, und ich renne schnell hoch in mein Zimmer, denn ich weiß, was jetzt kommt. Jetzt wird sie mich fertigmachen. Diese Stimme in meinem Kopf. Und schon legt sie los. Ich fange wieder an zu heulen, friere und zittere plötzlich am ganzen Körper. Es hilft diesmal nicht einmal, mich an die Heizung zu setzen, um mich aufzuwärmen. Nach zwei Stunden habe ich das Gröbste überstanden. Das Zittern lässt allmählich nach, und ich habe mich wieder einigermaßen gefangen. Doch nun wartet schon das Mittagessen auf mich. Ich weiß nicht, wie ich das die nächsten Tage aushalten soll. Ich stelle mich sofort auf die Waage, um zu überprüfen, ob man die Zwischenmahlzeit schon bemerkt hat. Die Tatsache, dass ich auch heute genauso viel wiege wie gestern um 14.30 Uhr, beruhigt mich wenigstens etwas.

20. Februar 2014

»Ich kann das nicht …«, wimmere ich meine Eltern an, die mir beide gegenüber am Tisch sitzen und darauf warten, dass ich endlich den Becher mit dem Joghurt fertig ausgelöffelt habe. Ich merke schon, wie mein Vater beginnt, schwer zu atmen. Gleich ist es so weit, denke ich mir. Gleich rastet er aus. Und natürlich behalte ich recht. Bevor er richtig loslegen kann, schmeiße ich den vollen Joghurtbecher in den Müll und renne aus der Küche. Doch dieses Mal kommen sie hinterher. Sie sind so wütend auf mich und zwingen mich, die erste Flasche Fresubin zu trinken. 300 Kalorien, in einer Flasche. Ich muss vor ihnen die ganze Flüssigkeit restlos austrinken; dabei heule ich wie ein kleines Kind. Ich trete gegen die Stühle und schreie sie an, was sie sich dächten, ich sei kein kleines Kind und könne machen, was ich für richtig halte!

Ich sehe die Tränen in Mamas Augen, aber darauf kann ich heute ausnahmsweise keine Rücksicht nehmen. Sie zwingen mich und die Stimme in meinem Kopf, diese eklige dicke Flüssigkeit zu trinken, von deren Anblick allein mir schon ganz schlecht wird. Aber ich merke, dass mir nichts anderes übrig bleibt, als zu trinken. Danach renne ich hoch ins Badezimmer und schließe mich ein. Sofort rennen meine Eltern hinterher, wahrscheinlich denken sie, ich würde mich übergeben. Sie zwingen mich, die Tür wieder aufzuschließen, was mich noch viel wütender macht, als ich ohnehin schon war. Ich will nie wieder etwas von ihnen wissen, sie sollen mich bloß in Ruhe lassen!

»Lieber ziehe ich aus, als noch einen Tag länger bei euch zu bleiben!« Das hat gesessen. Nun fängt auch Mama an zu weinen. »Wir meinen es doch nur gut …«, fängt sie an, aber ich falle ihr ins Wort. »Ihr meint es gut? Ja, das sehe ich. Ich will nichts mehr von euch wissen, lasst mich bloß in Ruhe!« Dann knalle ich meine Zimmertür zu und ärgere mich über mich selbst, dass ich so die Beherrschung verloren habe. Ich weiß in solchen Momenten einfach nicht, was in mich gefahren ist. So gemein wollte ich nie sein. Sie meinen es nur gut und wollen nur das Beste für mich, und das weiß ich. Ich liebe meine Eltern, und ich muss für die Fehler, die ich gemacht habe, geradestehen. Also gehe ich zurück nach unten, in der Absicht, um Verzeihung zu bitten. Mama und Papa sitzen auf dem Sofa. Er hat den Arm um sie gelegt, ihre Augen sind rot und geschwollen. »Es tut mir so leid.« Mehr bringe ich nicht mehr heraus. Und das alles wegen einer Flasche Fresubin mit 300 Kalorien. Was sind schon Kalorien? Ich frage mich das erste Mal ernsthaft, ob es nicht wichtigere Dinge gibt.

Seit meine Eltern ihren strengen Ernährungsplan durchziehen, gehe ich zweimal die Woche zu dem Therapeuten. Einmal dienstags und zwei Tage darauf, am Donnerstag. Wir sprechen viel, und er gibt mir wirklich hilfreiche Tipps, wie ich mit den Reaktionen meines Körpers am besten umgehen kann. Außerdem bestärkt er mich darin, dass das alles ganz normal ist und dazugehört, dass ich große Fortschritte mache und dass bald Besserung in Sicht ist. Vor allem hilft er mir dabei, Ruhe zu finden, für die bevorstehenden vier- und sechsstündigen Klausuren, die uns auf die Klausuren im Abitur vorbereiten sollen.

Unter seiner Anleitung soll ich mich mit den beiden Seiten, diesen zwei Stimmen in meinem Kopf, auseinandersetzen. Ich soll immer wieder den Platz wechseln, um mich besser mit jeder einzelnen Seite identifizieren zu können, jede Seite hat einen eigenen Platz. Und es klappt! Noch nie vorher habe ich es geschafft, mich so ruhig und sachlich mit den beiden Seiten auseinanderzusetzen. Ich beachte unter der Anleitung des Therapeuten Dinge, die mir vorher alleine gar nicht aufgefallen wären.

Ich freue mich nun auf jede Stunde, weil ich merke, dass es mir hilft, langsam zu mir selbst zurückzufinden. Zu Hause soll ich anfangen, Briefe an meinen Körper zu schreiben, in denen ich mich für das entschuldige, was ich ihm antue. Zuerst kommt mir das ziemlich komisch vor, aber trotzdem nehme ich mir vor, mich gleich am Abend noch daranzusetzen und zu schreiben. Mit jeder Zeile, die ich schreibe, wird mir immer deutlicher, was ich mir und meinem Körper selbst überhaupt antue. Und mit jeder Zeile wird deutlicher: Es muss sich etwas ändern!

11. Februar 2014 – Birtes Brief an den eigenen Körper

Es tut mir furchtbar leid, was du wegen mir durchmachen musst, ich will dir das doch gar nicht antun. Es tut mir leid, nicht auf deine Signale gehört zu haben. Mittlerweile verstehe ich, dass du am besten weißt, was du brauchst. Es war unverantwortlich von mir, wie ich zugesehen habe, wie du immer weniger wurdest, dass ich gedacht habe, ich wüsste es besser, dass ich einfach nicht mehr aufhören konnte. Ich merke ja auch, wie du kämpfst, wie du dich manchmal anstrengen musst, um Dinge zu tun, wie zum Beispiel das viele Treppensteigen in der Schule, was für andere – und auch für uns beide – früher völlig normal war beziehungsweise ist. Ich muss mich auch dafür entschuldigen, dass ich dir nie die Ruhe gegönnt habe, die du brauchtest, dass das an manchen Tagen immer noch nicht klappt. Dafür, dass ich mich nicht schlafen gelegt habe, wenn du mir schon durch

Gähnen und schwere Augen gezeigt hast, dass du müde bist, oder dafür, nicht mit dem Sport aufgehört zu haben, als die Beine weggeknickt sind. Ganz besonders für den Hunger, den du oft wegen mir hattest, und dass ich nicht auf dich eingehen kann, wenn du mir im Supermarkt oder in der Küche zeigst, was du in dem Moment brauchst, worauf du gerade Lust hast, was du gerne essen magst, egal wie viele Kalorien es hat.

Ich möchte nicht, dass du so unter mir leiden musst, du hast mir doch gar nichts getan. Deshalb möchte ich nicht mehr, dass mich diese Seite quält, wenn sie meint, ich sei nicht stark genug gewesen, ich hätte zu viel, zu fett und zu kalorienreich gegessen. Ich wünsche mir, dass das erhabene, beruhigende Gefühl, das kommt, wenn ich unter 1000 Kalorien zu mir genommen habe, komplett verschwindet, weil ich weiß, was ich dir damit antue. Aber dazu muss ich diese Seite erst einmal beruhigen, dann kann ich mit ihr umgehen und zusammenarbeiten und erkennen, was sie so sehr braucht, auf was sie mich mit dem Hungern aufmerksam machen will.

Danke, dass du mich nicht im Stich lässt, dass du so stark bist und so sehr für uns beide kämpfst. So eine Freundin beziehungsweise Mitarbeiterin, wie ich es gerade für dich bin, würde jeder wahrscheinlich bald ver- beziehungsweise entlassen. Danke, dass du anders bist. Ich kann das alles nicht verstehen. Was du leistet, ist der Wahnsinn. Das wird mir besonders bewusst, wenn ich mir das Geschriebene hier durchlese, denn dann schäme ich mich richtig, dass ich so schlecht mit dir umgehe. Das hast du nicht verdient. Du bist so stark, und du kämpfst, und immer wenn du aufzustehen versuchst, trete ich dich wieder. Warum? Ich weiß es nicht, ich will das doch gar nicht. Es tut mir so leid. Ich mache alles wieder gut, das verspreche ich dir. Ich arbeite *daran, ich mache, dass es dir wieder gut geht. Ich werde lernen, dir zu vertrauen, auf dich und die Signale, die du mir gibst, zu hören. Du bist etwas ganz Besonderes. Nicht jeder kämpft so wie du, nicht jeder würde das so lange mitmachen. Ich sollte stolz auf dich sein. Nein, eigentlich bin ich sogar sehr stolz auf dich. Du wirst nicht mehr gequält, ich arbeite daran. Ich hoffe, du kannst mir das alles verzeihen.*

Dabei weine ich die ganze Zeit.

3. KAPITEL

Stark werden

Ich lerne Helene kennen. Das Mädchen aus meiner Schule ist mir in den Pausen schon öfter aufgefallen. Sie hat ganz lange Beine und eine tolle Figur. Ich weiß, dass man sich erzählt, sie sei früher auf einer anderen Schule gewesen und dann wegen Magersucht in eine Klinik gekommen. Danach hätte sie in unseren Jahrgang gewechselt. Ich glaube das nicht. Helene sieht toll aus, ist schlank und isst, worauf sie Lust hat. Dann kann sie doch niemals magersüchtig gewesen sein! Zu gerne wüsste ich, ob an den Gerüchten etwas dran ist, denn das Thema würde mich brennend interessieren. Aber ich traue mich nicht, sie anzusprechen, denn wir kennen uns ja gar nicht und haben auch nichts miteinander zu tun. Bis ich eines Tages ihre Nachricht bei Facebook erhalte: »Hey :-) Sorry, wenn du mich gleich kacke und dreist findest, aber ich wollte mal fragen, ob bei dir alles in Ordnung ist ... du bist so dünn geworden ... ich hab das Spiel ja selber hinter mir & wollte nur sichergehen, dass es dir gut geht. ;-)Wenn ja, schon mal sorry für meine Mutmaßungen und Spekulationen. Ganz liebe Grüße, Helene :-)«

Schon bald finde ich in Helene eine Freundin, bei der ich weiß, dass sie genau versteht und nachvollziehen kann, wie es mir geht. Sie hat das alles selber schon erlebt und ist für mich der beste Ansporn, endlich auch gesund zu werden.

Ende Februar 2014

Sollte ich es wirklich schaffen, bis zum Sommer, das heißt bis zum Juni, also in knapp vier Monaten, 53 Kilogramm zu wiegen, fliege ich alleine mit meiner Mutter in den Urlaub. Ich hoffe nur, dass wir die Zahl der Kilos noch etwas herunterschrauben können. 53 klingt viel zu viel. Sieben Kilo in etwas mehr als drei Monaten schaffe ich niemals. Und ich glaube, ich möchte das auch nicht schaffen, das geht mir alles zu schnell.

Beim Arzt möchte ich heute nun noch einmal das niedrigste Gewicht seit der regelmäßigen Termine auf der Waage sehen. Als eine Art Abschied sozusagen. Aus Prinzip trinke ich heute das erste Mal keinen Schluck vor dem Wiegen und stehe einige Stunden später mit komplett nüchternem Magen auf der Waage. 46,3 Kilo ist das Ergebnis. Es folgt ein langes Gespräch über Magersucht, Kliniken, Folgeschäden und das ganze Drum und Dran. Als ob ich das nicht alles schon selbst wüsste.

Montag, 3. März 2014

Heute fange ich an, gesund zu werden. Ich bin mir zu 100 Prozent sicher, dass ich es dieses Mal schaffen werde. Ich kann das meinem Körper nicht länger antun. Schließlich möchte ich irgendwann auch mal wieder so sein wie meine Freundinnen und mir nicht ständig über das Essen Gedanken machen. Und ich möchte später mal eine Familie haben. Aber dazu muss ich meine Periode wieder bekommen, die ich das letzte Mal im Mai, also vor knapp zehn Monaten, hatte. Außerdem kann ich das meinen Eltern nicht länger antun. Ich weiß, dass beide verzweifelt sind und Mama oft weint. In der letzten Zeit war es aber auch wirklich nicht einfach. So oft habe ich ihnen gedroht, dass ich nie wieder etwas von ihnen hören will, wenn sie mich in eine Klinik geben, und wie oft habe ich sie angeschrien und mit meinen Worten furchtbar verletzt. Ich weiß, wie egoistisch ich mich verhalten habe, aber damit ist nun ein für alle Mal Schluss. Ab heute wird sich alles ändern. Fünf Mahlzeiten am Tag sind abgesprochen. Dieses Mal will ich es wirklich schaffen. Nicht so wie beim letzten Versuch, bei dem uns allen irgendwann die Kraft fehlte. Ich soll die Kontrolle über das Essen komplett abgeben, und ich musste versprechen, dass ich nicht aufgeben würde. Es wird mit Sicherheit der schwerste Weg, den ich bis heute je gegangen bin, aber es muss sein.

Zum Frühstück liegen eine Schnitte und ein Brötchen auf meinem Teller. Den Belag darf ich mir zum Glück selbst aussuchen. Also landet eine Scheibe kalorienreduzierte Salami und ein bisschen von dem Streichkäse mit nur 0,2 Prozent Fett auf den beiden Brötchenhälften. Zuerst nehme ich auch das Weiche aus den Brötchen, um es wieder verschwinden zu lassen, aber nein, ich will gesund werden. Die Stimme lügt! Ich tue ab heute das, was gut für mich ist. Deshalb esse ich das komplette Brötchen samt Innenleben und bin furchtbar stolz auf mich. Der erste Schritt. Auch die Scheibe Brot schaffe ich ohne Probleme. Nur das Glas Milch lasse ich stehen und tue so, als hätte ich es ganz vergessen. Man kann ja auch langsam beginnen, und schließlich ist jeder noch so kleine Schritt in Richtung Gesundwerden wichtig. Das war gar nicht so schlimm, wie ich befürchtet habe, denke ich mir, als ich den Esstisch abräume. So kann es weitergehen.

In die Schule gibt meine Mutter mir klein geschnittene Äpfel, kleine Tomaten und Paprika mit. »Wir wollen die erste Zwischenmahlzeit ja nicht gleich zu schwierig machen«, zwinkert sie mir zu. Aber ich befürchte schon, dass ich es niemals alleine schaffen werde, freiwillig zu essen. Gemüse hat schließlich auch unnötige Kalorien, wenn auch nicht viele. Und ich sollte recht behalten. Meine »normale« Seite wünscht sich nichts mehr, als gesund zu sein. Sie möchte nicht mehr, dass sich die anderen Sorgen machen; diese Seite möchte behandelt werden wie eine Erwachsene – nicht wie ein kleines Baby. Aber wie immer redet auch meine kranke Seite mit. Ich habe Angst, was kommt, wenn ich gesund bin. Habe

Angst davor, dass sich wieder keiner für mich interessiert. Wer bin ich denn schon ohne meine sich deutlich abzeichnenden Knochen? Kümmert es dann noch jemanden, wie es mir geht, wenn ich nicht mehr so zierlich und zerbrechlich bin? Genieße ich es nicht sogar, dass sich alle um mich Sorgen machen? Ich fange schon nach ein paar Stunden an, an meinem Plan zu zweifeln. Deshalb bin ich in der Pause wieder die Einzige, die ohne etwas Essbares in der Hand dasteht. Meine Gedanken kreisen ständig um den Inhalt meiner Brotdose, und mein Gewissen versucht, mich pausenlos davon zu überzeugen, das ganze klein geschnittene Essen doch wenigstens zu probieren. Ich habe es schließlich versprochen. Aber wie immer ist die Stimme der Magersucht stärker. »Ich darf das nicht essen. Wer weiß, was mich nachher noch zu Hause erwartet. Lieber schon mal sparen.« Obwohl ich noch heute Morgen so fest davon überzeugt war, dass für mich an diesem Tag etwas Neues beginnt, falle ich schon jetzt in mein altes Muster zurück. Vielleicht habe ich es für den Anfang auch einfach zu schwer gemacht. Aber wenn ich jetzt nicht richtig anfange mit dem Gesundwerden, wann dann?

»Und? Alles aufgegessen?«, werde ich direkt an der Haustür begrüßt. »Brotdose ist komplett leer«, grinse ich und halte die leere Box hoch. Immerhin habe ich nicht gelogen. Leer ist sie wirklich. Davon, dass ich den Inhalt selbst gegessen habe, war nie die Rede. Den habe ich auf dem Rückweg im Müll entsorgt, auch wenn ich ein schlechtes Gewissen habe.

So geht es also weiter – Tag für Tag. Von dem festen Entschluss, den ich gefasst habe, nun meinen Beitrag zum Gesundwerden zu leisten und zu versuchen, ganz normal zu essen, ist nicht mehr viel übrig geblieben. Es fällt mir einfach noch zu schwer, mich zu überwinden und die kranke Seite zu überhören oder ihr sogar einmal Kontra zu geben. Aber es gibt für mich kein Zurück mehr. Wenn ich meine Pläne jetzt wieder abbreche und anfange zu hungern, halten meine Eltern das nicht mehr lange durch – und ich auch nicht. Die drei Hauptmahlzeiten, also Frühstück, Mittag und Abendbrot, nehme ich gemeinsam mit meiner Familie ein. Meine Mutter entscheidet für mich die Menge, die ich jedes Mal abwiege, um mir die Kalorien davon ausrechnen zu können.

»Kalorienzählen gehört aber nicht zum Gesundwerden«, halten sie mir vor, aber ohne die Sicherheit, meine Kalorienaufnahme kontrollieren zu können, würde ich das nicht ertragen. Auch wenn ich weiß, dass ich es nicht mehr beeinflussen oder ändern kann, was ich am Tag zu mir nehme, muss ich wenigstens wissen, wie viele Kalorien das waren, um mich auf eine Gewichtszunahme einstellen zu können. Es gibt kaum eine schlimmere Vorstellung für mich, als schlagartig sehr viel zuzunehmen. Es ist so schon schlimm genug, denn die Portionen, die meine Mutter mir auf meinen Teller schaufelt, erscheinen mir riesig und mindestens dreimal so groß wie die der anderen. Aber ich esse, so gut es geht. Um die Zwischenmahlzeit zwischen Mittag- und Abendessen komme ich herum, wenn meine Mutter gerade nicht aufpasst. Dann landet auch der Joghurt, denn es immer gegen 16.30 gibt, im Abfluss. So schaffe ich es, pro Tag trotzdem nicht großartig über 1.000 Kalorien zu mir zu nehmen und damit sogar noch etwas an Gewicht abzunehmen, um Anfang April mein absolutes Tiefstgewicht zu erreichen. Obwohl ich gesund werden wollte.

Tagebucheintrag vom 15. März 2014

Heute beginnt mein neues Leben. Heute fange ich an, gesund zu werden. Die ersten Tage habe ich geschafft, und ich muss zugeben, dass ich mir das einfacher vorgestellt habe. Ich verstehe einfach nicht, warum ich etwas, was ich mir so sehr wünsche und was so wichtig ist, nicht schaffe. Ich will doch gesund werden! Aber diese Stimme, die ja in mir drin ist, erlaubt das nicht! Warum? Eigentlich existiert sie doch nur in meinem Kopf. Warum kann ich sie dann nicht abstellen? Ich fühle mich total ausgeliefert, deshalb schaffe

*ich es auch nicht, meinen »Gesund-werden-Plan« durchzu-
ziehen. Ich kann mich einfach nicht überwinden zu essen, in
der Gewissheit, dadurch zuzunehmen. Aber irgendwie muss
es doch gehen! Ich muss kämpfen, das sagen alle. Und ich
werde kämpfen. Gegen diese Seite in mir.*

Unser Abitur steht kurz bevor, im Unterricht konzentrieren sich
alle immer mehr auf die Vorbereitungen für die bevorstehenden
Klausuren. Es wird viel darüber geredet und getratscht, wer sich bei
welcher Firma für welche Ausbildung beworben hat, wer welches
Fach studieren möchte oder wer im nächsten Jahr ein Praktikum
oder ein freiwilliges soziales Jahr machen wird. Als meine Mathelehrerin uns wieder einzeln nach draußen ruft, um uns einen kurzen Zwischenstand über unsere Leistungen zu geben, gibt es kein
anderes Gesprächsthema – wie in der letzten Zeit jeden Tag. Ich
bin dieses Mal nicht mehr so erschrocken wie beim letzten Mal,
als sie mich erneut darauf anspricht, wie es mir geht. Mittlerweile
kann sowieso jeder sehen, was mit mir los ist, und es fällt mir etwas
leichter, darüber zu sprechen.

»Und, was hast du nach dem Abitur vor?«, fragt sie mich.

»Ich werde erst einmal ein Praktikum machen«, antworte ich.
»Ich weiß einfach noch gar nicht, was das Richtige für mich ist, und
irgendwie hatte ich auch überhaupt keine Zeit, so richtig darüber
nachzudenken.«

»Ja, ich denke, das ist eine gute Möglichkeit, das ist ja auch eine
schwere Entscheidung … Wie geht es dir denn?«, fragt sie weiter.

»Es geht, danke. Mittlerweile ist es ja sozusagen offiziell geworden. Das Essen fällt mir immer noch ziemlich schwer, aber meine
Freunde und meine Familie helfen mir dabei, so gut es geht«, heute
weiß ich genau, was ich sagen will. Heute brauche ich mich nicht
mehr zu verstecken und zu tun, als sei alles gut. Wir unterhalten
uns noch einen kurzen Augenblick, dann stehe ich von der Bank auf
und wende mich zur Tür, die wieder in den Klassenraum führt, als

mir noch etwas einfällt, was ich dringend loswerden muss: »Es tut mir leid, dass ich Ihnen damals erzählt habe, ich würde auf keinen Fall noch mehr abnehmen wollen. Ich wollte niemanden anlügen, aber ich konnte nicht anders. Danke, dass Sie mich darauf angesprochen haben.« Dann gehe ich zurück auf meinen Platz.

21. März 2014

Heute ist die Premiere unseres Theaterstückes. Ich bin eine der Ersten, die in die leere Halle kommen, an dessen Ende die Bühne und davor etliche Tische stehen. Nun beginnt meine Aufgabe. Ich genieße es, dass die anderen endlich mal mich fragen, wie sie die Tische dekorieren und mir helfen können, und ich erkläre ihnen, wie ich mir die Tischdekoration für den Abend vorstelle. Nach drei Stunden gemeinsamer Arbeit haben wir es endlich geschafft. Alle sind von dem Ergebnis begeistert, und ich bekomme viele Komplimente für meine Arbeit und meine Ideen. Während für die anderen im Anschluss die Generalprobe beginnt, schleiche ich mich möglichst unbemerkt aus der Aula heraus, denn mein Vater wartet draußen, um mich zum Abendessen abzuholen. Ich weiß, dass die anderen auch nichts zum Abendbrot gegessen haben, weil einfach keine Zeit dafür war, und ärgere mich ein wenig, dass nicht auch ich heute die letzte Mahlzeit des Tages ausfallen lassen kann. Aber mir bleibt nichts anderes übrig. Zu Hause esse ich, so schnell es geht. Hauptsache, es fällt keinem großartig auf, dass ich zwischendurch zu Hause war! Es ist mir peinlich genug, dass mein Lehrer Bescheid weiß.

*

20.00 Uhr rückt immer näher, und die Nervosität bei uns allen steigt. Während ich meinen Platz auf dem Boden hinter der Bühne beziehe, schlüpfen die anderen unter leisem Stimmengemurmel in ihre Kostüme. Ich habe vor Aufregung ein richtiges Kribbeln im Bauch und hoffe, dass alles gut geht. Schon nach ein paar Minuten, nachdem die Vorstellung losgegangen ist, habe ich das Bedürfnis, mich irgendwie zu bewegen. Hauptsache, ein anderer Knochen liegt auf dem harten Boden auf. Alle Angebote meiner Mitschüler, mir Kissen hinzulegen, habe ich dankend abgelehnt. Ich jammere doch vor keinem rum! Aber jetzt bereue ich diese Entscheidung schon wieder und bin einfach nur froh, als ich den ersten Akt überstanden habe und die Hauptfigur in unserem Stück den Gästen die erste Pause ankündigt.

Nach drei Stunden habe ich es endlich geschafft. Nun muss ich nur noch die Aufführung morgen überstehen. Mein Körper ist zwar schon durch das Liegen auf dem harten Holzboden voll mit blauen Flecken, aber ich muss da jetzt durch. So bringen wir auch die zweite und letzte Aufführung ohne große Zwischenfälle über die Bühne.

April 2014

Mit 46 Kilo und einem BMI von 16,1 merke ich, dass ich sterbe. Normal wäre ein BMI von 20,6, somit liege ich im starken Untergewicht. Seit nun bald elf Monaten bleibt meine Periode aus, und ich trage nur noch Klamotten aus der Kinderabteilung. Da, wo einmal ein gutes C-Körbchen war, ist jetzt fast nichts mehr. Heute hat die Waage das erste Mal 45,9 Kilo angezeigt. Ich bin noch 900 Gramm davon entfernt, in eine Klinik zu müssen. 900 Gramm, das ist weniger als eine Milchpackung. Eine Seite in mir hat sich total gefreut, aber eine andere hat furchtbare Angst bekommen. Ich nehme ab, obwohl ich mehr esse! Jeden Abend liege ich im Bett und höre, wie mein Herz beim Schlagen stolpert. Ich versuche, mich selbst abzulenken, und sage mir, das sei bestimmt nur Einbildung, obwohl ich selbst genau weiß, dass das nicht stimmt. Bis in die späte Nacht bleibe ich wach und bete, dass ich nicht sterbe und dass ich am nächsten Morgen wieder aufwachen darf. Pro Nacht habe ich nur noch knappe vier, manchmal auch fünf Stunden Schlaf. Ich weiß, dass sich etwas ändern muss. Aber ich weiß einfach nicht, wie ich es schaffen soll, etwas zu ändern. Ich verschlinge Bücher und Berichte im Internet, die sich um Magersucht drehen, in der Hoffnung, mich selbst und diese Stimme in mir wachrütteln zu können. Mein Verstand versteht alles, was dort geschrieben wird. Von Knochenschäden, Unfruchtbarkeit, Haarausfall, trockener Haut, Stoffwechselstörungen, und, und, und … Das macht mir alles furchtbare Angst. Aber es dringt einfach nicht bis zu dieser Stimme in meinem Kopf vor.

Als mein Therapeut mich nach meinem Gewicht fragt, lüge ich ihn an und sage, ich wiege 46,5 Kilo. Hauptsache, niemand erfährt, dass mein Gewicht schon unter 46 Kilo liegt. Vor den Arztbesuchen trinke ich immer mehr Wasser, damit niemand bemerkt, dass ich noch weiter abnehme. Ich fehle immer öfter in der Schule, weil mein Körper einfach keine Reserven mehr hat, um Krankheiten von mir fernzuhalten. Jede noch so kleine Erkältung wäre in meinem Zustand fatal und würde mich ziemlich sicher ins Krankenhaus bringen, und das will ich auf keinen Fall.

Gestern ist mir nach dem Aufstehen schon wieder schwarz vor Augen geworden. Dieses Mal haben sie mich gefunden. Die blauen Flecken an Armen und Beinen und die brennenden Abschürfungen erinnern mich immer wieder daran. Wenn ich so weitermache, sterbe ich. Den Entschluss, nun wirklich etwas zu ändern, egal, wie viel Kraft mich dieser Weg kosten wird, schließe ich in einer schlaflosen Nacht. Dieses Mal werde ich es schaffen, dieses Mal werde ich kämpfen. Ich möchte endlich wieder frei leben, so wie die anderen auch. Wenn meine Freundinnen das mit dem Essen schaffen, dann schaffe ich das auch! Es ist nun schon der dritte Versuch. Aber ich weiß es einfach, dass es dieses Mal klappen wird. Im Internet suche ich fleißig nach Ernährungsplänen aus Kliniken, lese mich durch haufenweise Beiträge in verschiedensten Foren und lese viel über Magersucht. Aber nirgends finde ich Angaben zu den Kalorien.

Doch ohne die geht es nicht. Ich muss wissen, was ich esse und wie viel ich davon zunehmen werde. Sonst halte ich das alles nicht aus. Denn in mir ist noch nicht alles so weit. Da ist immer noch sie, meine Magersucht. Die Seite, die auf keinen Fall zunehmen will. Immer noch nicht, egal wie schlecht es mir schon geht. Sie würde sogar in Kauf nehmen, dass ich sterbe. Aber mir ist mittlerweile bewusst, dass sie nie ein Ende finden wird. Wenn ich nicht endlich etwas unternehme, dann wird mein ganzes Leben nur noch aus Hungern, Sport und Kalorienzählen bestehen, und das will ich auf keinen Fall.

Irgendwie muss ich es schaffen, diese Stimme nicht mehr zu beachten. Es muss mir egal werden, was sie sagt, ich muss mich immer wieder daran erinnern, dass sie lügt. Einen anderen Ausweg gibt es nicht mehr. Sonst werde ich sterben. Ich erzähle Mama von meinen erneuten Zunehmplänen. Aber davon, wie schwach mein Körper ist, dass er kurz vor dem Aufgeben steht, sage ich ihr besser nichts. Es würde sie nur noch mehr beunruhigen, und sie würde noch ungeduldiger werden – das würde niemandem etwas nützen. Sie verspricht mir, dass sie mir helfen wird, aber nur, wenn sie sicher sein kann, dass ich dieses Mal wirklich mitmache. Ich gebe ihr mein größtes Ehrenwort, auch wenn ich selbst noch nicht so richtig überzeugt davon bin, dass ich das auch wirklich halten kann. Denn ein einfacher Weg wird das nicht, das steht fest, und darauf bin ich vorbereitet, doch ich brauche meine Eltern dazu. Ich werde das schaffen.

Ich kann mein Leben nicht länger damit verschwenden, Kalorien zu zählen und nur ans Essen zu denken. Ich möchte später eine eigene Familie haben, aber momentan habe ich ja nicht einmal meine Periode, geschweige denn einen Freund. Meine Mutter und ich einigen uns auf strenge Regeln, die mir helfen sollen, zuzunehmen. Sie sagt, wir müssten versuchen, uns an die Regeln zu halten, die auch in einer Klinik gelten. Ich soll so wenig Gedanken wie möglich ans Essen verschwenden und mir immer wieder klarmachen, dass es für mich gar keine Alternative gibt, als das zu essen, was sie mir vorsetzt. Denn das, was es den Tag über geben soll, wird nun meine Mutter aussuchen, und sie wird mir auch die Mengen zuteilen. Wenn ich mich weigere zu essen, dann muss ich Fresubin trinken, diesen Shake mit 300 Kalorien pro Flasche, und das will ich auf gar keinen Fall! Ich darf ihr beim Kochen nicht mehr zusehen, darf nicht mehr kontrollieren, mit welchen Zutaten sie kocht. Pro Woche soll ich mindestens 500 Gramm zunehmen, damit ich in drei Monaten ungefähr sechs Kilo zugenommen habe und knappe 52 Kilo wiege. Für mich ist das eine Horrorvorstellung. Ich kann mir einfach nicht vorstellen, dass ich in drei Monaten schon wieder so viel Gewicht haben soll wie zu dem Zeitpunkt, als man mich noch nicht als eindeutig »krank« eingestuft hat. Fünf Mal am Tag muss ich essen und so insgesamt um die 2000 Kalorien zu mir nehmen, das ist mehr als das Vierfache dessen, was ich sonst gegessen habe! Ich versuche, ihr zu vertrauen, dass sie die richtigen und angemessenen Mengen für mich abschätzt, die jeder gesunde Mensch essen würde, auch wenn ich mir noch nicht richtig vorstellen kann, wie das gehen soll. Als sie mir das alles erzählt, wird mir klar, dass ich mich anstrengen muss, das durchzuhalten. Aber dieses Mal muss es einfach klappen, denn so kann es nicht weitergehen.

*

»Ich muss mir selbst ein Zeichen setzen, dass nun etwas Neues beginnt«, versuche ich zu erklären, als ich meiner Mutter das Bild im Internet zeige, auf dem ein blondes Mädchen mit Bob-Haarschnitt zu sehen ist. »Bist du dir wirklich sicher?«, hat sie mich gefühlt tausend Mal gefragt, und immer habe ich das Gleiche geantwortet: »Ja, ich bin mir hundertprozentig sicher!« Nicht nur meine Haut hat unter dem Hunger gelitten, sondern auch meine Haare. Sie sind dünn und wenig geworden – ein Grund mehr, sie abzuschneiden, finde ich. Ich bin so nervös, als ich der Friseurin von meinem Vorhaben erzähle und ihr das Bild als Muster zeige. »Na, da hast du aber eine ganz schöne Veränderung vor dir«, schmunzelt sie. Da hat sie recht. Und das soll hoffentlich nicht die einzige Veränderung in meinem Leben bleiben.

Als ich mich im Spiegel ansehe, blickt mir ein völlig anderes Mädchen entgegen. Dadurch, dass meine Haare nun viel kürzer und leichter geworden sind, locken sie sich überall auf meinem Kopf. Das war schon immer mein Traum, aber damit, dass meine glatte Haarstruktur verschwindet, wenn ich sie bloß abschneiden lasse, hätte ich nie im Leben gerechnet! Ich kann meinen Augen nicht trauen. Seit Langem gefällt mir wieder etwas an mir, und ich bekomme von jedem, der mich überrascht mit neuer Frisur sieht, nur positive Rückmeldungen. Jetzt fühle ich mich bereit für den nächsten Schritt, denn morgen geht es los. Ich bin sicher, dass ab morgen der Weg in ein neues Leben beginnt. Wie lange ich diesen Weg gehen werde, bis ich mein Ziel erreicht habe, weiß ich nicht. Aber ich hoffe, dass es nicht allzu lange dauert.

*

Die Schulzeit haben wir nun so gut wie hinter uns gebracht. Während wir für die Klausuren lernen, dürfen wir das Schulgebäude nicht mehr betreten. Nur noch zu den Prüfungen und zur Ergebnisverkündung werden wir dort sein. Ich bin wirklich erleichtert, dass wenigstens dieser Horror nun für mich ein Ende hat. Aber ich bin mir auch bewusst, dass zu Hause ein neuer Horror auf mich warten wird. Dann stehe ich nämlich quasi unter einer 24-Stunden-Beobachtung durch meine Mutter. Zwar beruhigt mich das, weil ich nun keine Möglichkeit mehr haben werde zu schummeln, aber gleichermaßen macht es mich auch nervös, nun gar keine Entscheidungen mehr treffen zu können und meine Kontrolle über das Essen total abzugeben.

23. April 2014

Ich bin frei! Zumindest so gut wie. Nie wieder Schule! Ich habe es heute umso mehr genossen, dass alle aus meiner Familie früh aufstehen mussten, außer mir. »Aufstehen, Frühstück ist fertig.« Mama weckt mich um acht Uhr. Mit noch halb geschlossenen Augen tapse ich runter, in die Küche. Aber nicht, bevor ich mich gewogen und mein Gewicht dokumentiert habe – Ordnung muss sein. Meine Mutter hat sich heute extra freigenommen, denn wir wollen meinen ersten freien Tag nutzen, um ein wenig bummeln zu gehen. Also frühstücken wir auch zusammen. Auf meinem Teller liegen schon zwei geschmierte Brötchenhälften und eine halbe Scheibe Brot. Ich brauche zwar doppelt so lange wie meine Mutter, aber letztlich schaffe ich den ganzen Teller. Mein Bauch fühlt sich unheimlich voll und dick an, aber ich versuche das, so gut es geht, zu ignorieren.

Als ich mich oben im Bad fertig mache, gehe ich extra in die Knie, um meinen Körper nicht in dem Spiegel, der über dem Waschbecken hängt, sehen zu müssen. Ich bilde mir ein, mein Bauch sei allein vom Frühstück dick und aufgebläht, und diesen Anblick würde ich nicht ertragen. Es reicht mir schon, dass es sich so anfühlt. Vier Stunden später, um zwölf Uhr, sind wir wieder zu Hause. Während ich noch rechne, wie viele Kalorien ich beim Laufen durch die Stadt wohl verbraucht habe, bringt Mama mir die erste Zwischenmahlzeit an diesem Tag. Eine Tasse Grießbrei, für die ich 200 Kalorien aufschreibe. Mama nimmt sich auch einen Joghurt und setzt sich mir gegenüber an den Tisch. »Siehst du, ich esse auch. Vielleicht fällt es dir ja so etwas leichter«, sagt sie und beginnt, ihren Becher auszulöffeln. Ich rühre dagegen mit dem kleinen Löffel in der Tasse herum und versuche, so viel wie möglich von dem süßen Brei am Becherrand zu verteilen. Nach einer knappen halben Stunde habe ich es dann endlich geschafft, und die Tasse ist leer. Mama ist die ganze Zeit ruhig neben mir sitzen geblieben, aber ich weiß, wie schwer es ihr gefallen ist, so geduldig zu bleiben und sich nichts anmerken zu lassen.

Schon zwei Stunden später, nachdem meine Schwester von der Schule nach Hause gekommen ist, gibt es Mittagessen. Seit einer Stunde stehe ich neben dem Herd und sehe meiner Mutter beim Kochen zu. Na ja, eigentlich will ich sichergehen, dass sie zum Braten nicht zu viel Fett benutzt. Ich weiß, dass es sie stört, wenn ich sie beobachte, und eigentlich war auch eine der Regeln, dass ich sie nicht mehr kontrollieren darf, aber darauf kann ich im Moment keine Rücksicht nehmen. Es gibt Kartoffeln mit Würstchen. Eigentlich sollte es Pommes dazu geben, aber aus Rücksicht auf mich hat meine Mutter diese durch Kartoffeln ersetzt, um es mir nicht direkt zu schwer zu machen. Auf meinem Teller liegen drei kleine Kartoffeln und ein Würstchen. Langsam beginne ich, die Kartoffeln mit meiner Gabel zu zerdrücken. Das Fleisch schneide ich so klein, wie es nur geht. Dann schiebe ich mir die kleinen Häppchen in den Mund. In der Zeit, in der meine Schwester und meine Mutter ihre Teller leer gegessen haben, habe ich noch nicht einmal die Hälfte des Würstchens geschafft.

»Ich kann nicht mehr«, sage ich und ernte einen zweifelnden Blick. Dabei habe ich nicht einmal gelogen. Ich fühle mich nach den drei Mahlzeiten heute schon total voll, dick und unwohl. Und das, obwohl heute noch ganze zwei folgen sollen.

»Na gut«, sagt meine Mutter. »Dann iss aber wenigstens noch die Kartoffeln.« Glück gehabt! Ich weiß zwar, dass es nicht richtig ist, wieder zu versuchen, so wenig wie möglich von den Mahlzeiten zu essen, aber morgen ist ja auch noch ein Tag. So habe ich wenigstens noch ein bisschen Schonfrist für mich selbst. Direkt nach dem Essen gehe ich hoch in mein Zimmer. Zum Glück habe ich noch einiges zu lernen und hoffe, damit diese Gedanken aus meinem Kopf wegschieben zu können. Aber es will mal wieder nicht klappen. Ich habe schon nach drei Mal Essen heute mehr Kalorien zu mir genommen als sonst an einem ganzen Tag. Auf meine Bücher und Lernzettel, die auf dem Schreibtisch vor mir liegen, kann ich mich überhaupt nicht mehr konzentrieren. Ständig schweifen meine Gedanken von der Zellatmung und vom Zellaufbau, den ich gerade für Bio lernen muss, ab, hin zu Kalorien, Sport und meinem Tagesbedarf. Um mich zu beruhigen, lasse ich mir auf fünf verschiedenen Seiten im Internet meinen Arbeitsumsatz berechnen, also die Menge an Kalorien, die ich am Tag verbrauche, wenn ich mich bewege. Jede Internetseite liefert mir ein anderes Ergebnis. Ich entscheide mich dafür, dem Rechner zu glauben, der mir die niedrigste Zahl anzeigt, dann kann ich wenigstens nichts falsch machen. 1.900 Kalorien dürfte ich laut ihm zu mir nehmen. Wahnsinn, was ich da alles essen könnte! Und das, obgleich ich in dem Feld »Bewegungsgrad« das Kästchen für »keine bis kaum Bewegung« angekreuzt habe, was natürlich nicht stimmt. Aber da wird natürlich nicht berücksichtigt, dass ich mich komplett im Hungerstoffwechsel befinden muss. Ich habe nun schon oft gelesen, dass man im Hungerstoffwechsel nur noch rund die Hälfte von dem verbraucht, was man sonst, im Normalfall, an Energie benötigen würde. Obwohl ich mir das absolut nicht vorstellen kann, ist es für mich ein Richtwert, an dem sich die kranke Seite festklammert. Also teile ich die 1.900 noch einmal durch zwei und erhalte 950 als Ergebnis. Bis jetzt habe ich 800 Kalorien zu mir genommen. Meine »Beruhigungsstrategie«, mit der ich eigentlich sehen wollte, wie viel ich essen kann, ohne zuzunehmen, hat also genau das Gegenteil bewirkt.

Die Lernzettel packe ich für heute erst einmal zur Seite. Ich kann mich sowieso auf nichts konzentrieren. Als Mama hochkommt, liege ich auf meinem Bett und versuche, mich auf ein Buch zu konzentrieren.

»Hier, bitte. Extra nicht so stark gesüßt«, sagt sie und stellt die Schale mit dem selbst gemachten Quark auf meinen Tisch. »Dann will ich dich mal nicht weiter stören. Aber bitte versprich mir, dass du den Quark isst, ich vertraue dir.«

»Danke.« Ich versuche zu lächeln und warte, bis sie aus dem Zimmer ist. Wie soll ich den Quark hinunterbekommen? Ich weiß nicht einmal, wie viele Kalorien in dem kleinen Glasschälchen sind!

Vielleicht hat sie 100 Gramm Magerquark hineingetan, vielleicht aber auch 150 Gramm, und dafür etwas weniger Joghurt. Auch wenn es sich nur um einen Unterschied von ein paar Kalorien handelt, erscheint es mir wie ein Drama. »Das kann ich nicht essen!« Immer wieder wiederholt sich der Satz in meinem Kopf. Ich probiere eine Löffelspitze. Dann gehe ich ins Badezimmer und schließe die Tür hinter mir ab. Der erste Löffel landet in der Toilettenschüssel »Nein, Birte. Das geht nicht, du hast es ihr versprochen.« Ich schiebe mir wieder eine Löffelspitze in den Mund. Und wieder ein großer Klecks Quark, der in der Toilette landet. Ich kann immerhin sagen, ich habe Quark gegessen. Solange sie mich nicht fragt, wie viel, ist es nicht einmal gelogen. Und so landet der ganze restliche Inhalt des Schälchens in der Toilette und verschwindet mit dem Rauschen der Spülung irgendwo in der Kanalisation. Nach dem Abendessen liegen meine Berechnungen bei 1.450 Kalorien für diesen Tag. 500 mehr als erlaubt. Obwohl mich der Tag so angestrengt hat, kann ich noch nicht ins Bett gehen. Wenn ich mich jetzt schlafen lege, wo bleibt dann das ganze Fett, das ich beim Abendessen zu mir genommen habe? Das setzt sich doch bestimmt direkt auf meinen Hüften ab! Deshalb drehe ich die Lautstärke des Fernsehers auf so gering, dass ich sie gerade noch hören kann und mache die Fitnessübungen, die die Frau auf dem Bildschirm zeigt, so gut es geht nach. Danach fühle ich mich schon etwas besser.

*

Auch wenn Helene versucht, mich am Telefon zu beruhigen, kann ich ihren Worten nicht glauben – obwohl ich eigentlich weiß, dass sie recht hat. Einschlafen kann ich trotzdem nicht. Mein Herz stolpert immer noch so sehr, und ich hoffe einfach, am nächsten Morgen wieder aufwachen zu dürfen. Ich versuche, meine Hand auf mein Herz zu drücken, in der Hoffnung, dass das Stolpern aufhört und es wieder gleichmäßiger schlägt, ich wälze mich von der einen Seite auf die andere, aber nichts hilft. Irgendwann schlafe ich ein. Aber bereits einige Stunden später wache ich schweißgebadet wieder auf. Mein ganzes Bett ist zerwühlt, und ich merke, dass ich wohl im Schlaf geweint haben muss. Ich brauche einige Minuten, um mich zu orientieren und mir klarzumachen, dass das alles nur ein Traum war. Dass ich zu Hause in meinem eigenen Bett liege, erst dann kann ich mich langsam wieder beruhigen. Ich stehe auf und wechsele mein Bettzeug und mein T-Shirt. Während ich mich um-ziehe, überprüfe ich, ob man wohl schon etwas davon merkt, dass ich gestern so viel gegessen habe. Ich umfasse meine Handgelenke mit Daumen und Zeigefinger der anderen Hand und überprüfe, wie viel Luft noch dazwischenpasst. Dann nehme ich beide Hände und prüfe die Dicke meiner Oberschenkel. Als Nächstes noch die Knöchel. Ich halte die Luft an, ziehe den Bauch ein, bis er richtig wehtut und meine Becken- und Rippenknochen stark zu sehen sind. Erst als ich sicher bin, dass alles so ist wie gestern, kann ich beruhigt weiterschlafen.

25. April 2014

Heute schreibe ich meine erste Abiturklausur. Vier Stunden lang Bio. Obwohl ich mich gut vorbereitet habe und mich in dem Thema auch sicher fühle, habe ich richtig Angst vor dem, was mich erwar-ten wird. Vier Stunden lang muss ich die Gedanken an Essen und Kalorien einfach abstellen. Ich schäme mich, meine Brotdose wie die anderen auch auf den Tisch zu stellen. Es ist mir peinlich, dass die anderen sehen, dass auch ich etwas zu essen mithabe. Auf fast jedem Tisch sieht man Schokolade und anderes zucker- und fett-haltiges Zeug oder irgendwelche süßen Getränke. Meine Brotdose ist die einzige, die mit Tomaten, Gurken und Weintrauben gefüllt ist, die ich mir am Abend vorher auf das Gramm genau abgewogen habe, um die Kalorien zu berechnen. Nur für den schlimmsten Not-fall, sollte mein Magen mitten in der Stille und Konzentration anfangen zu knurren. Für den Fall, dass mir schwindelig werden sollte, liegen neben meiner Wasserflasche einige Traubenzucker-Bonbons. Ich weiß, dass ich sie sowieso nicht anrühren würde, aber es beruhigt mich trotzdem, für den Notfall etwas dabeizuhaben. Weil ich heute die Klausur schreiben muss, haben meine Eltern mir einen »kalorienfreien Tag« gewährt. Das heißt, ich darf mir heute den kompletten Tag aussuchen, was es zu essen geben soll, damit meine Gedanken nicht ständig um das Essen kreisen und die Stimme in meinem Kopf endlich beruhigt ist. Genau vier Stunden später habe ich es geschafft. Die erste Abiklausur habe ich hinter mir!

28. April 2014

Ich halte den strengen Ernährungsplan seit mittlerweile fünf Tagen aus. Wirklich zugenommen habe ich zu meiner Erleichterung noch nicht. Heute habe ich wieder einen Termin mit dem Psychotherapeuten. Ich bin total erleichtert, ihm endlich von allem erzählen zu können: dass ich zwar weiß, dass ich zunehmen muss, aber trotzdem erleichtert bin, dass ich trotz mehr Essen in den fünf Tagen noch nichts zugenommen habe, und wie schwer es mir fällt, die Kontrolle abzugeben. Dass ich immer noch alle Kalorien aufschreiben muss und es mir nach jedem Essen schlecht geht. Ich spreche auch zum ersten Mal darüber, dass ich Angst habe zu sterben. Ich erzähle von meinem stolpernden Herzen und meinem müden Körper. Der Therapeut hört sich alles ganz ruhig an. Dann soll ich beschreiben, wie es sich in mir drin anfühlt, nachdem ich gegessen habe.

»Nach jeder Mahlzeit fängt mein Körper an zu zittern und zu frieren, ich muss weinen und fühle mich unwohl«, lautet meine Antwort. Für ihn klingt das nachvollziehbar. Ich soll mich in meinen Körper hineinversetzen, für ihn bedeute es momentan Alarm, wenn er Nahrung bekommt, weil er das gar nicht mehr gewohnt sei. Durch das Zittern und Frieren verbrauche er extrem viele Kalorien gleich wieder, das sei wahrscheinlich auch der Grund, warum ich nicht zunehme. Dass ich immer noch Essen wegschmeiße, wenn mich niemand beobachtet, erwähne ich mit keinem Wort. Ich freue mich so sehr darüber, dass er mich lobt, weil ich seit fünf Tagen wieder kämpfe; das will ich mir nicht gleich kaputt machen.

*

An einem Tag schlägt Meike mir vor, frühstücken zu gehen. Das habe ich schon lange nicht mehr gemacht, und ich habe wirklich große Lust! Zwar weiß ich nicht, wie ich frühstücken soll, ohne zu wissen, wie viel die Brötchen genau wiegen, aber das ist für mich die Chance, meine erste Mahlzeit des Tages mal wieder etwas kleiner ausfallen zu lassen. Außerdem habe ich wirklich Lust, etwas mit Meike zu unternehmen, und so sage ich schlussendlich zu.

»Das Wellness-Frühstück, bitte.« Die Kellnerin blickt uns freundlich an, als sie uns die zwei großen Teller vor die Nase stellt. Auf meinem liegen zwei normale Brötchen, ein 20-Gramm-Frischkäse-Becher sowie ein Schälchen Marmelade, ein paar Scheiben Wurst, Tomaten mit in Scheiben geschnittenem Mozzarella und ein wenig frisches Obst. Die Brötchen sehen riesig aus und sind noch ganz warm. Erst als ich sicher bin, dass Meike mich nicht beobachtet, nehme ich ein Brötchen in die rechte, das andere in die linke Hand, um zu überprüfen, welches weniger wiegt, denn nur das habe ich vor zu essen. Blöderweise kann ich überhaupt keinen Unterschied feststellen, deshalb entscheide ich mich für die obere Hälfte des rechten und für die untere Hälfte des linken Brötchens. Auf das erste Brötchen lege ich mir die drei Tomatenscheiben; den Mozzarella, den es dazu gibt, lasse ich selbstverständlich liegen. Für die zweite Hälfte entscheide ich mich nach langem Hin und Her für eine Scheibe Putenbrust. In den Kalorientabellen im Internet sind für eine Scheibe 21 Kilokalorien angegeben. Auch wenn ein Brötchen dort nur mit 125 Kilokalorien berechnet wird, schreibe ich mir 50 mehr auf, nur um sicherzugehen. Mein Frühstück besteht also aus 200 Kalorien. Ich kann einfach nicht mehr essen, wenn ich nicht weiß, wie viel diese verdammten Brötchen wiegen! Plötzlich überkommt mich Panik. Was ist, wenn ich viel zu wenig berechnet habe? Oder doch zu viel?

Nachdem wir unser Frühstück bezahlt haben, kaufe ich am Tresen vorne also noch fünf normale Brötchen. Zu Hause wiege ich sie alle aus, um ungefähr zu wissen, wie viel das Brötchen, das ich gefrühstückt habe, wohl gewogen hat. Doch wirklich beruhigt bin ich danach immer noch nicht. Soll das jetzt die ganze Zeit so weitergehen? Ich meine, irgendwann muss ich doch essen, ohne etwas auszuwiegen. Vielleicht war das heute ja der erste Schritt, auch wenn er mir alles andere als leichtfällt.

Ende April 2014

Auch meine Klausur in Geschichte ist geschrieben, und ich habe nun doch etwas zugenommen. Morgens zeigt die Waage 46,4 Kilo. Also 500 Gramm mehr als noch vor einer Woche. Auch wenn das nicht viel ist – mir kommt es vor, als wären es fünf Kilo. Ich habe das Gefühl, man sehe mir jedes einzelne Gramm mehr an. Ich komme mir undiszipliniert und schwach vor und würde am liebsten alle Bemühungen rückgängig machen, nur um wieder dünner sein zu können. Meine Eltern und Meike sind die Einzigen, die wissen, dass ich zugenommen habe, und auch wenn sie mir jeden Tag mehrmals bestätigen müssen, dass man dieses halbe Kilo auch wirklich nicht sehen kann, fühle ich mich viel dicker und schwabbeliger als sonst.

Ich weiß, dass meine Eltern eine schnellere Gewichtszunahme erwartet haben und dementsprechend enttäuscht und ungeduldig sind. Aber für mich geht das schon viel zu schnell, schneller darf es auf keinen Fall werden. Doch meine Eltern entscheiden, dass es nun nach drei Wochen endlich einmal Zeit ist, die Kalorienmenge um gleich ganze 1000 Kalorien zu steigern. Zumal ich jetzt, in der Phase, in der ich so viel zu lernen habe, noch zusätzliche Kalorien verbrennen würde. Ich soll also jetzt jeden Tag zwischen 2000 und 2.500 Kalorien zu mir nehmen. Für mich klingt das wie eine riesige Menge, und ich kann mir überhaupt nicht vorstellen, wie gesunde Menschen das ohne Probleme an einem einzigen Tag schaffen, und schon gar nicht, wie ich das an einem Tag in mich hineinbekommen soll!

Der Therapeut rät uns, einen Termin mit einer Ernährungsberaterin zu machen, die uns erklären soll, mit welchen Lebensmitteln man am besten gesund und schnell zunehmen kann. Ich weiß, dass er selbst nicht viel davon hält, einen festen Essensplan zu haben, weil man so immer noch Kalorien zählt und nicht wirklich gesund wird. Höchstens körperlich. Aber ich muss einfach steuern können, wie viel ich zunehme, und möchte es stoppen, wenn es mir zu viel wird. Deshalb klingt die Idee mit einer Ernährungsberatung super für mich. Auch wenn ich weiß, dass diese eine Seite in mir das Treffen mit der Beraterin nur dazu nutzen wird, um zu erfahren, welche Lebensmittel ich am besten weglassen sollte, um eben nicht mehr zu-, sondern abzunehmen.

Anfang Mai 2014

Heute ist der Termin mit der Ernährungsberaterin. Meine Mutter und ich warten zusammen in einem Café auf die Frau, von der wir bislang nur den Namen kennen und die uns der Arzt empfohlen hat. Wenig später kommt sie durch die Tür des Cafés und setzt sich zu uns an den Tisch. Nachdem sie sich vorgestellt hat, breitet sie ihre gesamten Unterlagen auf dem Tisch aus und fängt an, mir Fragen zu stellen. Ich muss ihr sagen, wie viel ich wiege, wie groß ich bin, wie alt und ob es Lebensmittel und Gerichte gibt, die ich nicht mag. Als Wichtigstes nenne ich Butter, Käse, Sahne, Nudeln und Reis – die Dickmacher, die mir spontan einfallen. Anhand meiner Angaben rechnet sie meinen BMI, meinen Grundumsatz und meinen Arbeitsumsatz aus und erstellt mir einen Beispielplan, den ich zur ungefähren Orientierung nehmen soll. Statt Kalorien stehen darauf Lebensmittel, die so zusammengesetzt sind, dass mein Körper alle notwendigen Nährstoffe bekommt, die er zum Leben braucht. Zu Hause rechne ich mir also von jedem einzelnen Nahrungsmittel die Nährwerte aus, nur um festzustellen, dass ich kaum eines davon freiwillig essen werde.

*

Auf der Waage steht nun fast täglich eine höhere Zahl. Ich rede mir ein, das könne ja nur vom Wasser in meinem Bauch kommen. Bestimmt habe ich auch Wassereinlagerungen, wie die ganzen anderen Nutzer der Diät-Foren, die beschreiben, wie das war, als sie wieder zugenommen haben, selbst nach einer »normalen« Diät. Solange ich mir das einrede, kann ich das neue Gefühl wenigstens ertragen. Jetzt, wo ich nicht mehr selbst entscheiden kann, was und vor allem wie viel ich esse, fange ich an, das Trinken zu kontrollieren und so weit es geht einzuschränken. Mehr als 850 Milliliter gibt es für mich nicht mehr pro Tag. Ich muss sichergehen, dass mein Gewicht nicht wegen unterschiedlich viel Wasser in meinem Körper schwankt, denn ich brauche richtige Zahlen, auf die ich mich verlassen kann. Oft halte ich es nicht aus, nur so wenig zu trinken, und erreiche meistens bis zu 1.100 Milliliter am Tag – selbst das fällt mir schwer. So muss ich zwar erst wieder rechnen, wie viel ich von dem morgigen Gewicht aufgrund des Wassers abziehen muss, aber wenigstens verschwinden der Schwindel und diese pochenden Kopfschmerzen für eine Weile.

6. Mai 2014

Abiklausur Nummer drei. Es graut mir davor, wieder in die Schule zu gehen. Ich will nicht, dass alle sehen, dass ich zugenommen habe, denn ich schäme mich so sehr dafür. Auch wenn meine Freundinnen mir Mut machen, dass ich stolz sein sollte, ich sähe viel gesünder und glücklicher aus, trägt das nicht gerade dazu bei, dass ich mich besser fühle. Im Gegenteil: Das, was eigentlich als Kompliment gedacht war, stößt in meinem Kopf wieder direkt auf die Stimme der Magersucht, die den ganzen Inhalt der Worte verdreht. Gesund und glücklich auszusehen bedeutet für mich, fett und nicht mehr besonders zu sein. Es fühlt sich an, als sei in meinem Kopf eine Lawine ausgelöst worden, sodass nun alles auf mich einschlägt und die Magersucht mich wieder richtig fertigmacht. Und das auch noch direkt vor der Klausur. Deutsch.

Ich habe so großen Durst, und mein Magen knurrt, wie immer um Viertel vor eins, wenn es eigentlich Mittagessen gäbe. Aber ich kann nichts trinken. In meiner Flasche ist ein ganzer Liter Wasser. Fange ich jetzt an, einen Schluck daraus zu nehmen, ist meine ganze Beherrschung und Disziplin dahin, und wenn ich den ganzen Liter austrinke, darf ich für den Rest des Tages nichts mehr trinken. Damit mein Bauch endlich aufhört mit dem Knurren, esse ich drei kleine Tomaten und ein paar kleine Gurkenscheiben, die ich ganz langsam kaue, damit es auch ja nicht zu laut ist. Trotzdem überstehe ich die sechs Stunden ohne große Zwischenfälle, abgesehen von den hämmernden Kopfschmerzen. Ich habe mich, so gut es eben ging, konzentriert und bin mit meiner Leistung recht zufrieden. Als ich aus dem Klassenraum komme, fühlt sich mein Bauch vor Leere schon ganz komisch an. Wenn ich ihn einziehe, tut er mir richtig weh. Aber wenn ich zu Hause bin, gibt es Essen. Bis zur nächsten und zum Glück letzten Klausur habe ich zwei Wochen Zeit – dann steht Spanisch auf dem Plan.

Mitte Mai 2014

Ich wiege 49 Kilo. In einem Monat habe ich durch den strengen Plan gute drei Kilo zugenommen. Eigentlich müsste ich mich darüber freuen. Aber mir geht das alles viel zu schnell. Das Herzstolpern hat aufgehört, und mein Körper kann wieder mehr leisten. Zwar friere ich immer noch, weil mein Organismus zu schwach ist, um die Temperatur zu halten, aber das bin ich mittlerweile ja schon gewohnt. Und ein bisschen beruhigt es mich auch, dass wenigstens diese Kleinigkeit beim Alten geblieben ist. Mein Verstand ist froh, es endlich geschafft zu haben, zuzunehmen, doch in meinem Kopf pochen immer noch die Gedanken, ich sei zu fett und müsse dringend wieder abnehmen. Dass die Gewichtszunahme am Anfang schnell geht und sich im Laufe der Zeit verlangsamt, wusste ich. Nun hoffe ich nur, dass es auch wirklich so passieren wird und ich nicht in vier Monaten zwölf Kilo schwerer sein werde!

Ich bilde mir ein, jeder, dem ich auf der Straße begegne, würde über mich lachen und über mich reden. Darüber, wie viel ich zugenommen habe und wie undiszipliniert ich sei. Denn – wer will schon zunehmen? Aber mir bleibt nichts anderes übrig, als weiter durchzuhalten. Am schwersten fallen mir immer noch die Zwischenmahlzeiten. Auch nach einem Monat kann ich die Tränen oftmals einfach nicht zurückhalten, wenn es heißt, ich solle essen. Aber wenigstens schaffe ich es langsam, wieder so viel zu trinken, wie ich brauche. Es klappt immer besser, auf meinen Körper zu hören, ich verstehe nun, wenn er Durst hat, und gebe ihm Flüssigkeit. Doch bezüglich des Essens habe ich immer öfter das Gefühl, auf der Stelle zu stehen. Zwar spüre ich langsam wieder, wann ich Hunger habe und wann ich satt bin, aber der Zwang, die Kalorien zu zählen, ist immer noch da und bestimmt immer noch meinen Alltag.

Aus Angst vor der Zahl, die ich auf der Waage sehen werde, wiege ich mich nicht mehr. Stattdessen überprüfe ich meine Handgelenke, meine Oberschenkel und meine Knöchel, ob sie dicker geworden sind. Ich habe einfach das Gefühl, es geht nicht mehr weiter. Gesünder als jetzt werde ich nie mehr. Aber so will ich nicht leben. Ich will richtig gesund sein und ans Essen einfach keinen Gedanken mehr verschwenden. Ich will, verdammt noch mal, aufhören, die Kalorien zu zählen und darauf zu achten, dass ich nicht zu viel esse.

Ich will Sport machen, einfach um einen Ausgleich zu haben, nicht gleich in einem krankhaften Ausmaß! Und ich will glücklich und unbeschwert sein. Einfach so wie früher. Eigentlich sollte es für mich nun die schönste Zeit meines Lebens sein, sagen alle. Ich habe Angst, mein Leben zu verschwenden und etwas zu verpassen. Der Wille in mir wird immer stärker, je mehr ich darüber nachdenke, was alles sein könnte, ohne die Magersucht.

16. Mai 2014

Heute steht die letzte schriftliche Klausur an. Spanisch. Gestern habe ich den ganzen Tag lang versucht, noch irgendwelche Zeit-formen, Signalwörter und Konjunktionen in mein Gehirn zu prügeln, und den Abend anschließend heulend im Bett verbracht. Mein Kopf war plötzlich so leer, dass ich gar nichts mehr wusste. Gerade wenn ich mich nach einem Heulkrampf vor lauter Panik und Verzweiflung wieder langsam beruhigt hatte, kam die nächste Welle. Ich war wie weggetreten, bis sich irgendwann meine Mutter zu mir gesetzt und mich bis tief in die Nacht beruhigt hat, bis ich irgendwann vor Erschöpfung eingeschlafen bin. Und nun sitze ich vor meinen zwei Aufgabenvorschlägen, von denen ich einen be-arbeiten soll, und bin völlig ratlos, für welchen ich mich am besten entscheide. Obwohl ich gelernt habe, verstehe ich kein Wort mehr von dem, was dort auf den Zetteln steht, und die Zeit, zu der wir uns für einen Vorschlag entschieden und den anderen wieder ab-gegeben haben sollen, rückt immer näher. Hektisch drehe ich die Blätter immer wieder von der einen auf die andere Seite und bin völlig überfordert.

20 Minuten nachdem wir uns alle entschieden haben, ändere ich meine Meinung und tausche den Vorschlag noch einmal. Die anderen sind schon alle daran, ihre Aufgaben zu bearbeiten, als ich gerade noch einmal neu anfange. Nun muss ich mich noch irgend-wie fünf Stunden lang konzentrieren, ich muss mich einfach zusam-

menreißen, vor allem muss ich mich beeilen. Aber immer wieder verschwimmen die Buchstaben vor meinen Augen, und mein Kopf schaltet total ab. Jetzt verstehe ich wirklich, was sie alle gemeint haben, als sie mir gesagt haben, ich bräuchte Nervennahrung, meine Nerven müssten stark sein. Hätte ich doch auf sie gehört, dann säße ich jetzt nicht hier, nur mit einem riesigen Fragezeichen im Kopf. Als ich meinen Text kurz vor der Abgabe noch einmal durchlese und auf Rechtschreib- und Grammatikfehler überprüfe, kommt es mir vor, als stünde auf den sechs Seiten nur Müll. Aber mir bleibt keine Zeit, noch groß etwas daran zu ändern, also gebe ich das Zettelwirrwarr unzufrieden ab und stelle mich auf drei bis vier Punkte ein. Das entspräche einer Vier bis Fünf in Schulnoten. Aber momentan bin ich einfach nur froh, alle Klausuren geschafft zu haben.

*

Als ich mit Meike durch die Stadt laufe, sehen wir ein Mädchen mit ganz dünnen, langen Beinen. Ich erschrecke mich, als ich sie sehe, denn man sieht richtig, wie ihre Knochen an den Knien beim Gehen herausstechen. »Du, sag mal, so dünne Beine habe ich doch aber nicht, oder?«, frage ich sie – nicht ganz ohne Hintergedanken. Auf der einen Seite wünsche ich mir, dass sie sagt: »Doch klar, deine Beine sind genauso dünn!«, aber auf der anderen Seite möchte ich auf keinen Fall so aussehen. »Birte, ehrlich gesagt, sind deine Beine sogar dünner«, sie guckt erst auf das andere Mädchen, dann auf mich. »Sorry, aber es ist wirklich so.«

Ich merke, wie die Stimme der Magersucht in mir einen richtigen Hopser macht: Ich bin immer noch dünn! Sogar noch dünner als das Mädchen, das mir sogar sehr schmal vorkommt! Die Stimme der Vernunft hält zwar dagegen, kann diese Gedanken aber nicht besiegen. Es ist, als würde ich die gesunden Gedanken zwar hören, aber bevor sie sich in mir verankern können, verschwinden sie einfach im Nichts. Das kranke Denken dagegen bleibt und schleicht sich klar und deutlich in meinen Kopf.

Ende Mai 2014

Mein Gewicht ist ziemlich genau bei 49 Kilo stehen geblieben, worüber ich, ehrlich gesagt, sehr froh bin. Gemeinsam mit Meike und meiner Mutter schreibe ich eine Liste der Lebensmittel, die ich früher so gerne gegessen habe, bis ich sie mir verboten habe. Darauf steht zum Beispiel: Fischbrötchen, Mamas Nudeleintopf, Kinder Bueno, Marzipan, Reis mit süß-saurer Soße, Eis und noch viel mehr. Und wenn ich die rund 30 Dinge auf der Liste komplett abgehakt habe, bin ich gesund, da bin ich mir sicher. Ich bin total motiviert, das endlich zu schaffen! Meine Eltern haben Meike und mich heute zum Eisessen eingeladen. Als Belohnung für das ganze Lernen und dafür, dass wir die schriftlichen Prüfungen nun geschafft haben. Heute will ich es versuchen! Ich verzichte seit mittlerweile fast einem ganzen Jahr auf sämtliche Süßigkeiten und Dinge, die Zucker enthalten. Heute soll das erste Mal sein, dass ich mir wieder etwas erlaube. Zwar war ich am Anfang von der Idee nicht wirklich begeistert, aber ich wollte meinen Eltern nicht wehtun und sie vor den Kopf stoßen, also habe ich so getan, als würde ich mich freuen, und habe die Einladung angenommen. Außerdem will ich endlich den ersten Punkt auf der Liste abhaken. So schwer kann das doch nicht sein – früher hat es doch auch geklappt, und die anderen schaffen es auch!

Es ist ein ziemlich warmer, richtig schöner Sommertag, und das Eiscafé ist total überfüllt. Wir ergattern zum Glück noch einen gerade frei gewordenen Tisch, mitten in der Sonne. Als wir die Eiskarte aufschlagen, überkommt mich die totale Panik. Überall sehe ich riesengroße bunte Eisbecher, mit überdimensionalen Eiskugeln und Unmengen von süßer Eissoße. Ich will davon nichts essen! So lange habe ich darauf verzichten können, ich will mir jetzt nicht alles kaputt machen. Aber ich weiß, wie sehr es meine Eltern verletzen würde, wenn ich jetzt einen Rückzieher mache. Das kann ich ihnen nicht auch noch antun. Als die Kellnerin nach unseren Wünschen fragt, bestelle ich einen Obstsalat mit Vanilleeis. Ich finde, das ist ein guter Kompromiss. Als der Teller mit dem vielen Obst und den zwei Kugeln Eis in der Mitte vor mir steht, probiere ich eine kleine Löffelspitze von dem süßen Eis. Es schmeckt fantastisch! Ich schaffe die ganze Portion und bin hinterher unglaublich stolz auf mich. Das hätte ich nie gedacht – ich schäme mich nicht einmal dafür, gegessen zu haben. Alle freuen sich mit mir, das merke ich. Mein erster Punkt ist abgehakt! Ein weiterer Schritt in Richtung »wirklich gesund werden« ist getan!

*

Wir setzen nun alles daran, endlich die Liste komplett abzuarbeiten. An einem Tag im Sommer wollen Meike und ich bei ihr zu Hause Eiskaffee machen. Während ich den Kaffee aus dem Kühlschrank hole, beobachte ich sie ganz genau, wie sie jedem das Vanilleeis in ein großes, hohes Glas füllt. »Danke, reicht schon für mich«, versuche ich, sie zu bremsen, als sie ansetzt, mir noch einen zweiten Löffel Eis aus dem großen Plastikbehälter in mein Glas zu tun.

»Das ist doch direkt weggeschmolzen! Ich dachte, wir machen Eiskaffee und nicht kalten Kaffee mit ein bisschen Eis!« Sie zwinkert mir dabei zu. »Komm, gibt dir einen Ruck.«

»Na gut, aber wirklich nur noch ein bisschen«, willige ich schließlich ein. Ich versuche, zu schätzen beziehungsweise auszurechnen, wie viele Anteile an Eis aus dem Becher sich wohl in meinem Glas befinden. Ich weiß, dass ein Esslöffel unmöglich einem Fünftel des großen Bechers entsprechen kann, aber trotzdem berechne ich für das Getränk 200 Kilokalorien. Lieber zu viel aufschreiben als zu wenig. Wir setzen uns in die warme Mittagssonne und schlürfen den eiskalten Kaffee. Ich ärgere mich sehr darüber, dass ich zugestimmt habe, mir mehr von dem Eis geben zu lassen. Wäre ich doch bei meiner Meinung geblieben, dann hätte ich dieses Problem jetzt nicht. Das Glas ist leer, und was habe ich jetzt davon außer einem schlechten Gewissen und viel zu vielen Kalorien in meinem Bauch? Ich bin vor allem sauer auf mich selbst. Doch es dauert dieses Mal nicht lange, bis ich mich wieder gefangen habe. »Was soll's!« Auch, wenn es noch nicht immer klappt, schaffe ich es immerhin schon besser, die Stimme zu ignorieren.

Von da an gibt es bei uns fast jeden Abend Eis. Das ist komischerweise das Einzige, was ich essen kann, ohne dass die mahnende Stimme in meinem Kopf mich dafür fertigmacht. Zwar überlege ich noch, wie viel Eis ich wohl gegessen habe, aber die Gedanken gehen nach kurzer Zeit schon wieder. Es fällt mir leichter, wenn ich keine »feste« Portion auf meinem Teller habe, sondern immer mal wieder hier, mal da probieren kann. So sehe ich nicht direkt, was ich esse, und die Stimme in meinem Kopf zwingt mich nicht dazu, immer wieder nachzurechnen. Früher, im letzten Sommer, habe ich immer gesagt, dass es mir am leichtesten fällt, auf das Eis zu verzichten – heute ist es genau umgekehrt. Ohne das Eis nehme ich ab, trotzdem fordert mein Körper es jeden Abend. Ich habe mich daran gewöhnt, es bringt ein Stück Normalität zurück. Es ist für mich überlebenswichtig geworden.

*

Der Therapeut gibt mir die Aufgabe, eine Tabelle zu führen, in die ich jeden Tag jeweils in eine Spalte eintrage: »Was habe ich gemacht?« – »Wie habe ich mich dabei gefühlt?« – »Wer hat mir geholfen?« – »Anmerkungen«. Ich fülle sie eifrig aus. Es hilft mir, meinen Körper besser zu verstehen, wenn ich mich noch einmal mit der Situation auseinandersetze und darüber nachdenke. Auch wenn es mir anfangs noch ziemlich schwerfiel, etwas in die Spalte »Wie habe ich mich dabei gefühlt?« zu schreiben, klappt es mittlerweile schon ziemlich gut. Immer öfter trage ich nun statt »traurig, schwach geworden zu sein« oder »erschöpft, weil diese Stimme permanent auf mich einredet« Sätze wie »stolz auf mich, es geschafft zu haben«, »ich fühle mich unabhängig und frei« oder »stark, glücklich und gut« ein. Langsam begreife ich, was es heißt, ein Leben ohne Magersucht zu führen, und erinnere mich immer wieder daran, wofür sich der ganze Weg hin zu einem »neuen« Leben, lohnt.

Juni 2014

Unter den Mädchen aus meinem Jahrgang gibt es mittlerweile nur noch ein Thema: den Abiball und das Kleid dazu! Ich gehöre zu den wenigen, die ihr Outfit für den Abend im nächsten Monat noch nicht zusammengestellt haben. Ich habe immer gedacht, es lohne sich für mich nicht, schon etwas zum Anziehen zu kaufen, während ich gerade zunehme. So oft habe ich mir gewünscht, auch schon ein tolles Kleid zu haben, in dem ich mich wohlfühlen kann, das passt und das meine Knochen idealerweise etwas verdeckt, damit wir schöne Fotos machen können und es an diesem Abend kein Gerede gibt. Aber in keinem einzigen Kleid habe ich mir wirklich gefallen. Überall gab es etwas auszusetzen, und so habe ich jedes Mal enttäuscht den Laden wieder verlassen.

Die Hoffnung, irgendwann etwas Passendes für mich zu finden, wird immer kleiner. Die kranke Seite in mir möchte ein besonders enges Kleid, in dem man so gut wie möglich sehen kann, wie dünn ich bin. Sie sollen nicht denken, ich sei gesund und hätte viel zugenommen! Die gesunde Seite dagegen möchte ein Kleid, das meinen dünnen Körper so verdeckt, dass niemand meine Figur richtig sehen kann. Also genau das Gegenteil. Kein Wunder, dass ich da niemals zu 100 Prozent zufrieden sein kann.

Dass nun nur noch von den eigenen Kleidern geschwärmt und erzählt wird und dass man jedes Mal, wenn man einem Mädchen aus derselben Stufe begegnet, gefragt wird, für welche Art man sich denn entschieden habe, macht mein Gefühl nicht besser. Wieder einmal fühle ich mich unnormal und wie eine Außenseiterin. Warum kann denn jeder ein wunderschönes Kleid finden – nur ich nicht?

*

Nach meiner letzten mündlichen Prüfung am 6. Juni traue ich mich das erste Mal wieder auf die Waage. Ich muss mich nun nicht mehr auf das Lernen konzentrieren und brauche mir keine Sorgen darüber zu machen, dass ich wegen des ständigen Nachdenkens über die Magersucht kein bisschen von dem Stoff in meinen Kopf bekomme. Schon seit Tagen habe ich das immer stärker werdende Bedürfnis, mich auf die Waage zu stellen, und obwohl ich Angst habe, dass alles von vorne losgeht, wenn ich eine höhere Zahl sehe, stelle ich mich darauf. Ich fühle mich überhaupt nicht wohl in meiner Haut, finde mich zu dick und schäme mich dafür, nachgegeben und zugenommen zu haben.

Auf der Waage steht »50,8 Kilogramm«. Für mich bricht im ersten Moment eine Welt zusammen. Ich wollte niemals über 50 Kilo wiegen! Vor Entsetzen kullern mir die Tränen über die Wangen, und meine Atmung wird ganz hektisch und schnell. Ich habe versucht, mich darauf vorzubereiten, um nicht in Panik zu verfallen, aber all die Sätze und Tatsachen, die ich mir für genau diesen Fall zurechtgelegt habe, um mich wieder beruhigen zu können, nützen rein gar nichts. Ich muss abnehmen! Aber wie soll das hier gehen, unter der strengen Aufsicht meiner Eltern? Außer mit meinem Therapeuten rede ich mit niemandem darüber, wie ich mich wirklich fühle. Dass ich insgeheim schon wieder daran denke, wie ich am schnellsten wieder abnehmen kann, verrate ich jedoch keinem. Ich weiß, dass sie es sowieso nicht verstehen und eher ärgerlich als verständnisvoll reagieren würden.

4. KAPITEL

Leben und Rückschläge

Als Belohnung dafür, dass ich nun über 50 Kilo wiege, darf ich mit meinen drei engsten Freundinnen in den Urlaub fahren. Wir wollen uns von dem Abistress erholen und die freie Zeit, die uns bleibt, bevor alle eine Ausbildung oder ein Studium beginnen und sich womöglich in sämtliche Richtungen verstreuen, nutzen und vier Tage lang Mädelsurlaub genießen. Ich weiß, dass meine Eltern von der Idee nicht begeistert sind, denn sie halten alles noch für »zu frisch«, sie haben Sorge, dass ich die »aufsichtsfreie Zeit« dazu nutze, um abzunehmen. Dass ich mir genau das erhoffe und genau das vorhabe, verschweige ich also besser.

Ich zähle die Tage, bis es endlich losgeht. Wir fahren frühmorgens los, denn vor uns liegen rund vier Stunden Autofahrt. Gefrühstückt habe ich gemeinsam mit meiner Mutter. Weil wir ja heute bestimmt nicht zum Mittagessen kommen werden, packt sie mir zwei geschmierte Brötchen und klein geschnittenes Gemüse ein. Außerdem legt sie mir eine Packung kalorienarmes Lakritz in meine Handtasche. Bereits nach zwei Stunden Fahrt bekomme ich wieder Hunger. Kein Wunder, denn mein Körper ist an die Zwischenmahlzeit am Vormittag gewöhnt, und somit bekomme ich auch zu der Zeit Appetit. Aber keine Chance, heute bekommt er nichts. Auch das Mittagessen lasse ich ausfallen, obwohl mir schon ganz schwindelig ist vor Hunger. So wenig Essen bin ich nicht mehr gewohnt, und dass die anderen zwei auf der Rückbank genau in diesem Moment ihren ganzen Proviant auspacken, macht meine Laune nicht unbedingt besser. Heute Abend haben wir uns vorgenommen, essen zu gehen, aber wir haben alle keine Ahnung, was es dort für Restaurants gibt. Die Gefahr, dass ich dort nur fettes Fast Food, Nudeln oder Pizza bekomme, ist mir einfach zu groß. Darüber reden will ich nicht, schließlich denken alle, es ginge mir wieder gut. Ein Grund mehr, bis dahin möglichst wenig zu sich zu nehmen. Zudem behalte ich mein klares Ziel vor Augen. In den vier Tagen werde ich abnehmen! Es ist mir auch ganz egal, ob ich mir damit alles, was wir in den letzten Monaten mühsam erarbeitet haben, wieder kaputt mache. Hauptsache, ich kann wieder dünner werden.

Zu meiner Erleichterung gibt es in dem italienischen Restaurant, für das sie sich entschieden haben, auch Salate. Ich wäre viel lieber woanders hingegangen, denn die Aussicht, direkt am ersten Abend nur zwischen Pizza oder Pasta wählen zu können, klang für mich alles andere als verlockend. Aber ich wurde nun einmal drei zu eins überstimmt, und somit blieb mir nichts anderes übrig, als dem Besuch beim Italiener zuzustimmen. Ich wähle einen Rucola-Salat, mit wenig Dressing. Zwar komme ich mir ein wenig komisch vor, vor einem Teller Salat zu sitzen, während sich die anderen drei ihre Pizza schmecken lassen, aber was soll's. Meine Portion ist schon groß genug, und wenn das, was ich da auf meinem Teller sehe, »wenig Dressing« ist, möchte ich gar nicht wissen, wie eine normale Portion aussieht. Zuerst esse ich nur die grünen Blättchen am Rand, an denen kein Dressing klebt. Dann arbeite ich mich langsam vorwärts. Nur den Boden des Tellers, auf dem sich eine richtige Pfütze der gelben Soße angesammelt hat, lasse ich übrig. Das Brot in dem kleinen Korb neben meinem Teller rühre ich nicht an. Insgesamt berechne ich für den Salat 700 Kalorien. Ich weiß, dass das viel zu viel ist, aber so kann ich sicher sein, dass ich am Ende des

Tages nicht mehr Kalorien zu mir genommen habe, als in meinem Taschenrechner ausgerechnet sind. Den ersten Tag habe ich mit 1.100 Kalorien überstanden. Immerhin sind das gute 1.000 weniger, als ich zu Hause gegessen hätte.

Obwohl ich die Tage mit meinen Freundinnen sehr genieße, habe ich wie immer furchtbares Heimweh. Ich falle total in mein altes Muster zurück, denn das gibt mir Halt, Ablenkung und beruhigt mich. Beim Frühstück gibt es für mich Toastbrot mit Frischkäse mit 0,2 Prozent Fettgehalt, zum Mittag plane ich zehn Stück der kalorienarmen Lakritze mit insgesamt 30 Kalorien ein. Pro Tag nehme ich hier nicht mehr als 800 Kalorien zu mir. Nach dem Frühstück legen wir uns alle vor den Fernseher, bis wir keine Lust mehr haben, und dann gehen wir in das Schwimmbad, das direkt in der Ferienanlage nur circa 200 Meter von unserem kleinen Bungalow entfernt liegt. Während sich die anderen unter die Massageduschen stellen oder in der Sonne liegen, schwimme ich eifrig meine Bahnen durch das eiskalte Außenbecken, bis ich völlig erschöpft bin und die anderen langsam wieder zurück ins Haus wollen. Wenn wir uns geduscht und umgezogen haben, kochen wir unser Abendessen und verbringen den restlichen Abend mit Quatschen, Filme gucken oder Gesichtsmasken auftragen – das, was Mädchen halt in ihrer Freizeit alles gern tun. Das Knurren meines Magens und die Tatsache, dass mein Körper wieder schwächer wird und die 200 Meter bis zum Hallenbad immer schwerer werden, ignoriere ich gekonnt. Es fühlt sich alles an wie früher, also vor einem halben Jahr, und es geht alles so schnell. Abends im Bett zu liegen und Hunger zu haben beruhigt mich und macht mir bessere Laune. Dann sind die Gedanken in meinem Kopf still und fast wie betäubt.

An unserem letzten gemeinsamen Urlaubsabend wollen die drei in ein Pfannkuchenhaus gehen. Schon während des gesamten Urlaubs war davon die Rede gewesen, doch immer habe ich es geschafft, sie umzustimmen, und so konnte ich die unliebsame Idee bislang immer vor mir herschieben. Aber heute lassen sie keine Ausreden gelten. »Vielleicht gibt es da doch auch Salat«, versucht Meike, mich aufzumuntern. »Oder wir bestellen einfach das Gleiche. Wenn ich das esse, warum solltest du dann nur einen Salat essen? Es sind doch nur Pfannkuchen!«

Nur Pfannkuchen, denke ich mir. Wenn sie wüsste, was so ein einzelner Pfannkuchen für mich bedeutet! Ich weiß zwar, dass sie recht hat, hoffe aber trotzdem inständig auf einen Salat auf der Speisekarte.

Aber weit gefehlt! Wie der Name »Pfannkuchenhaus« schon erahnen lässt, gibt es hier nichts als Pfannkuchen. Die habe ich seit bestimmt anderthalb Jahren nicht mehr gegessen. Wer weiß, in wie viel Fett der Koch sie brät, wie viele Eier er unter den Teig mischt und was das Rezept sonst noch beinhaltet. Beim Anblick der Speisekarte bekomme ich Panik. »Ich habe noch überhaupt keinen Hunger«, lache ich und versuche, damit schon eine Erklärung zu liefern, warum ich nichts beziehungsweise kaum etwas essen werde. Von der Seite bemerke ich, dass Meike mich fragend anblickt. »Das ist das letzte Abendessen hier, du musst doch was essen. Sonst bekommst du heute Abend wieder Hunger.«

Ich habe heute erst 300 Kalorien zu mir genommen, und das Internet berechnet für einen Pfannkuchen 400 Kalorien. Aber wie groß ein Pfannkuchen sein darf, um nicht mehr als 400 Kalorien zu enthalten, weiß ich natürlich nicht. Am Schluss gebe ich mir einen Ruck und bestelle mir sogar einen Pfannkuchen, der mit Gyros gefüllt ist. Von Gyrosfleisch kenne ich die Kalorien. Zur Not esse ich eben nur das. Zu Hause hat es die letzten Tage doch auch geklappt, versuche ich, mich zu beruhigen. Am Ende habe ich die Hälfte des Pfannkuchens geschafft. Aber mir geht es gar nicht gut. Ich könnte mal wieder anfangen zu weinen, aus Scham, zusätzlich zu dem Pfannkuchen auch noch das bisschen Gyrosfleisch gegessen zu haben, aus Angst, davon plötzlich zuzunehmen, und aus Ärger über mich selbst, dass ich so undiszipliniert gewesen bin. Am liebsten würde ich heute Abend schon nach Hause fahren und nicht erst bis morgen Mittag warten.

»Du, was ist denn hier los mit dir?«, fragt mich Meike abends, als wir in unseren Betten im gemeinsamen Zimmer liegen.

»Es ist alles gut.« Ich versuche, sie anzulächeln. Aber ich weiß, dass sie mich gut genug kennt, um zu wissen, dass eben nicht alles okay ist.

»Komm schon, irgendetwas ist doch«, hakt sie nach. Also erzähle ich ihr von meinen Abnehmplänen im Urlaub, von meinem Heimweh und von dem Gefühl, dass alles wieder von vorne beginnt. Davon, wie groß zum einen die Angst, aber auch die Sehnsucht danach ist, wieder dünner zu werden, und von der Befürchtung, meiner Familie und meinen Freunden damit furchtbar wehzutun. »Ach Birtchen«, sagt sie, wie immer, wenn sie nicht richtig weiß, wie sie reagieren soll. »Ich weiß gar nicht, was ich dazu sagen soll! Ich habe es ja schon geahnt … Aber vergiss nicht, wir sind immer für dich da, und wir lassen dich nicht hängen. Du bekommst das wieder hin, und du schaffst das. Du bist nicht allein.« Es tut gut, eine Freundin wie Meike zu haben. Wir reden noch bis tief in die Nacht, dann schlafen wir endlich ein.

*

Am nächsten Morgen heißt es für uns Koffer packen. Ich habe das Gefühl, die Hose, die ich bereits auf der Hinfahrt getragen habe, säße viel lockerer auf meinen Hüften und schlackere viel mehr um meine Beine als noch vor vier Tagen. »Das kann nicht sein«, versuche ich, mir selbst einzureden. »Und wenn, dann solltest du darauf auch nicht stolz sein!«, schiebt eine Seite in mir hinterher. Bin ich aber. Als ich am Abend nach Hause komme, bestätigt meine Schwester mein Gefühl: »Du bist ja dünn geworden, hattet ihr da etwa kein Geld, um euch was zu essen zu kaufen?«, plärrt sie mir entgegen. Obwohl das als Spaß gemeint war, sagt auch meine Mutter zu mir: »Sie hat wirklich recht, du hast abgenommen. Und das, obwohl du mir versprochen hast, dass du vernünftig isst.« Ich sehe, dass sie traurig und enttäuscht ist. Aber das ändert in diesem Moment nichts an dem erhabenen Gefühl, dass man sogar von außen sehen kann, dass ich wieder abgenommen habe.

Auf dem Küchentisch steht schon das Abendessen. Es ist recht spät, deshalb ist der Rest meiner Familie bereits fertig mit dem Abendbrot. Es gibt Kartoffeln, Fisch und Spinat. Mein momentanes Lieblingsessen. Gierig stürze ich mich auf meinen Teller, ich habe plötzlich so einen Hunger, und alles, was ich während des Urlaubs an Essen versäumt habe, fordert mein Körper nun wieder ein. Ich schaffe es, den ganzen Teller leer zu essen und mir sogar noch ein kleines bisschen nachzunehmen. Erst jetzt wird mir bewusst, wie gut es tut, zu essen und zu merken, wie mein Körper zu Kräften kommt. Hätte mir vor vier Monaten noch jemand gesagt, dass sich das gut anfühlt, ich hätte ihm einen Vogel gezeigt. Ich schaffe es sogar, zum Nachtisch ein wenig Eis zu essen. Das habe ich die letzten Tage richtig vermisst. Der Stimme in meinem Kopf schenke ich für heute keine Beachtung mehr.

13. Juni 2014

Heute ist mein 18. Geburtstag. Am Abend sitzen wir mit 13 Mädchen und Jungen gemütlich unter unserem Carport zusammen und grillen. Schon lange habe ich mich nicht mehr so gut gefühlt! An das Essen verschwende ich an diesem Abend keinen Gedanken. Das hier ist mein Tag und mein Abend, und das möchte ich genießen. Anstatt, wie es früher der Fall gewesen wäre, in Panik zu verfallen, freue ich mich riesig über die große Eistorte, die meine Eltern extra als Überraschung bestellt haben. An Tagen, an denen es kein Eis gibt, fühle ich, wie die Magersucht-Stimme stärker und gieriger wird. Mit dem Eis werde ich immer gesünder. Es gibt mir irgendwie sogar Kraft, auch wenn ich niemals geglaubt hätte, jemals wieder etwas Süßes essen zu können. Ich bin so stolz auf mich, dass ich es schaffe, von der riesigen Torte aus Eis zu essen, sogar während andere dabei sind, und fühle mich so gut, dass ich es gar nicht richtig beschreiben kann. In meinem Bauch kribbelt es und die Eistorte war eins der schönsten Geschenke, die ich an dem Tag bekommen habe.

Das Zählen der Kalorien habe ich immer noch nicht aufgeben können. Es ist, als müsse ich zählen, ich kann mir gar nicht mehr vorstellen, wie es einmal ging, einfach zu essen, ohne dabei genau auszurechnen und aufzuschreiben, wie viel Fett und andere Nährstoffe ich zu mir nehme. Immerhin habe ich aber gelernt, damit klarzukommen, wenn die vierstellige Zahl in meinem Taschenrechner mal mit einer »2« beginnt und ich somit über 2.000 Kalorien, entsprechend dem Ernährungsplan, zu mir genommen habe. Die zehn Kalorien, die ein normales Stück Lakritz hat, kommen mir plötzlich nicht mehr riesig viel vor, und ich merke, wie sich mein Körper zunehmend entspannt. Damit, dass ich nun schon 53 Kilo wiege und man meinem Körper die Gewichtszunahme auch deutlich ansieht, kann ich aber immer noch nicht leben. Im Spiegel mag ich mich nicht mehr anschauen, denn ich sehe überall nur Fett und habe das Gefühl, sämtliche meiner Klamotten seien viel zu eng. In den Komplimenten der anderen dafür, dass ich viel besser und gesünder aussähe, höre ich nur, wie fett ich geworden sei. In solchen Momenten beschließe ich jedes Mal, wieder abzunehmen. Aber mein Wille, wirklich gesund zu werden, wird immer stärker, sodass ich es immer öfter schaffe, diese Stimme, die mich zum Abnehmen, Hungern und Trainieren bringen will, zu ignorieren.

23. Juni 2014

Der Tag, vor dem ich am meisten Angst habe. Heute wird uns gesagt, ob wir das Abitur bestanden haben oder nicht. Ich fühle mich nicht wirklich aufgeregt, sondern habe einfach nur furchtbare Angst. Was ist, wenn ich durchgefallen bin? Wenn das ganze

Lernen, die ganze Mühe umsonst gewesen sind? Was passiert dann mit mir? Ich will nicht, dass die Magersucht wiederkommt! Ich will nicht, dass sie sich wieder einen schwachen Moment aussucht, in dem es mir nicht gut geht, um mir richtig einen reinzuwürgen.

Gemeinsam mit Meike sitze ich in einem Café. Sie hat ihre Ergebnisse schon am Morgen bekommen und weiß, dass sie bestanden hat. Ich dagegen muss noch drei Stunden warten, bis ich endlich dran bin. Ich weiß, dass sie sich sehr darum bemüht, sich die Erleichterung und Freude nicht vor mir anmerken zu lassen, denn meine Nerven sind kurz vorm Zerreißen. Während sie frühstückt, sitze ich vor meiner Tasse Kaffee und starre ins Leere. Essen könnte ich jetzt sowieso nichts. Was ist, wenn ich durchgefallen bin?, rasen die Gedanken durch meinen Kopf. Klar denken kann ich schon gar nicht mehr, in meinem Kopf herrscht einfach nur Panik und Anspannung. Diese Ungewissheit und Angst macht mich einfach fertig, auch wenn es »nur« ein Abitur ist. Es geht hier nicht um Krankheit, Leben oder Tod, aber trotzdem gibt es für mich in diesem Moment kaum etwas Wichtigeres, und der Gedanke, eventuell nicht bestanden zu haben, treibt mir die Tränen in die Augen. Ich fange vor allen im Café an zu weinen, ich kann es einfach nicht mehr zurückhalten, so groß ist die Anspannung.

Gegen elf Uhr ist es dann so weit. Meine ganze Tutorengruppe wird in einen Raum gerufen, in dem der Schulleiter sowie unser Tutor und der Oberstufenkoordinator an einem langen Tisch direkt vor uns sitzen. Für den Fall der Fälle habe ich mehrere Taschentücher eingepackt. Meine Hände und Beine zittern, und ich hoffe und bete einfach nur dafür, dass ich gleich meinen Namen höre, denn dann weiß ich, dass ich bestanden habe. Wir sind schon beim »J«. »Birte Jensen«, höre ich da. Ich kann es nicht fassen, ich habe das Gefühl, auf dem Weg nach vorne geben meine Beine einfach nach. Ich habe mein Abitur bestanden! Bestanden! *Bestanden!* Es ist geschafft! Ich kann gar nichts sagen, als mir die Lehrer die Hand geben und mir zum bestandenen Abitur gratulieren. In meinem

Kopf gibt es nur ein Wort. Bestanden! Den Rest bekomme ich nur noch durch einen dumpfen Schleier mit. Mir ist in diesem Moment so vieles einfach egal. Ich habe bestanden! Draußen auf dem Flur wartet Meike schon auf mich. Wir fallen uns beide in die Arme und heulen eine Runde gemeinsam. Ich kann mich nicht erinnern, jemals so erleichtert gewesen zu sein wie in diesem Moment. Ich rufe meine gesamte Familie an, alle freuen sich riesig. Dass ich mein Abitur unter solchen Umständen schaffe, hätte keiner gedacht. Selbst der Therapeut schenkt mir seine Anerkennung und sagt, ich habe ja quasi ein »doppeltes Abitur« bestanden. Ich selbst kann es gar nicht glauben! Nun habe ich das geschafft, worauf ich zwölf Jahre lang hingearbeitet habe! Wahnsinn!

Abends werden wir mit der ganzen Familie zur Feier des Tages essen gehen. Obwohl ich das weiß, gehen Meike und ich direkt in die Stadt, und jeder von uns bestellt sich einen großen Eisbecher. Den haben wir uns so sehr verdient, heute sind die Kalorien ausnahmsweise einmal egal. Seit einem ganzen Jahr habe ich nicht mehr gegessen, was ich wirklich wollte, geschweige denn gegessen, ohne die Kalorien zu zählen. Heute ist Premiere. Und es fühlt sich so unbeschreiblich gut an! Es ist mir sogar egal, dass ich genau sehe, wie viel Eis in dem Becher ist, dass ich eine feste Portion vor mir stehen habe, was mir bis vor Kurzem noch so große Probleme bereitet hätte. Heute kann ich das tun, was die anderen auch können: einfach unbeschwert sein. Es fühlt sich so unglaublich gut an, dass ich für den Rest des Tages mit einem Kribbeln im Bauch herumlaufe, als ob ich permanent in einem Flugzeug säße, das gerade steil vom Boden abhebt.

Tagebucheintrag vom 23. Juni 2014

Ich habe bestanden! Das Abitur habe ich in der Tasche. Ich kann es immer noch nicht glauben und muss vor Freude und Erleichterung jedes Mal anfangen zu weinen. Heute war ich mit Meike Eis essen. Und es hat so gutgetan! Es war so ein tolles Gefühl! Wenn sich so das richtige Leben ohne die Magersucht anfühlt, kann ich es gar nicht mehr erwarten, wieder komplett gesund zu sein! Den ganzen Tag lang gab es für mich keine Zahlen. Es war mir so was von egal, was ich esse. Auf einmal! Denn heute gab es einfach wichtigere Dinge, die die ganzen Zahlen zur Seite gedrängt haben. Der Wahnsinn! Ich verstehe nun auch, was mir der Therapeut sagen wollte mit: »Du musst versuchen, neue Wege zu gehen. Der Weg des Hungerns und Kalorienzählens ist mittlerweile ein befestigter Weg, und natürlich ist es einfacher, einen Weg zu gehen, der schon da ist, als einen neuen zu suchen und anzulegen. Aber wenn man immer wieder eine neue Route über eine Rasenfläche läuft, dann wird dort nach einiger Zeit ein neuer Weg entstehen. Zuerst wird es ein schmaler Pfad sein, aber je öfter man ihn geht, desto größer und bequemer wird er.«

Ich glaube, heute habe ich wirklich begonnen, einen neuen Weg anzulegen, indem ich einfach nicht nachgedacht, sondern das getan habe, was ich wollte. Die ganzen Überlegungen und das, was ich bisher zugenommen habe, waren die ersten begleiteten Schritte über diesen Trampelpfad. Heute bin ich ihn das erste Mal allein gelaufen.

*

Ich habe mich nun endlich für ein Kleid entschieden, das ich auf meinem Abiturball tragen möchte. Es ist ein trägerloses Kleid, mit mehreren Lagen unten, sodass man genau sehen kann, dass es aus mehreren grünlichen Tönen, von Petrol bis Helltürkis, besteht. An dem Herzausschnitt sind kleine silberne Blumen mit Steinchen befestigt. Vorne ist es kurz und geht bis kurz über die Knie, hinten ist es bodenlang, sodass meine Beine größtenteils, aber nicht vollständig bedeckt sind. Ich probiere das Kleid in Größe 36 an. Das ist mein Traumkleid! In diesem Kleid gefalle ich mir endlich selbst, und auch der Rest meiner Familie ist begeistert. Wir geben meine neue Errungenschaft zu einer Schneiderin, die es noch ein wenig kürzer und enger machen muss, damit es nicht rutscht oder ich hinten auf den Saum trete. In zwei Wochen wird es fertig sein. Ich kann es kaum erwarten!

Ende Juni 2014

Kurz vor dem Abiball wiege ich 54 Kilo. Als Belohnung, dass ich es geschafft habe, zuzunehmen und die ganzen Prüfungen hinter mich zu bringen, fahren Mama und ich in den Urlaub. Wir haben uns für ein Hotel auf Fuerteventura entschieden und werden, direkt als wir aus dem Flieger steigen und über das Rollfeld laufen, von strahlendem Sonnenschein begrüßt. Mit dem Bus werden wir zu unserem Hotel gebracht, einer großen Anlage mit einzelnen Appartements in weißen Häusern, die über das gesamte Grundstück verteilt sind. Da, wo die riesige Fläche des Hotels aufhört, beginnt direkt der Strand, sodass wir von unserem Zimmer aus nur wenige Meter laufen müssen, um das Meer zu erreichen. Jeden Morgen und jeden Abend gibt es ein großes Buffet, und tagsüber laufen wir meistens den Strand entlang oder fahren mit dem Bus in die nächstgelegene Stadt. Hier im Urlaub fühle ich mich völlig frei, mir gefällt es hier so gut, und ich genieße die Zeit mit meiner Mutter, ohne Sorgen, Schule oder Arbeit. In solchen Momenten hat die Magersucht nun Sendepause. Dann fühle ich mich derart wohl, dass ich die Krankheit, die mir sonst Sicherheit und eine klare Struktur gegeben hat, nicht mehr brauche.

In diesem Urlaub lerne ich erneut, wie es geht, ohne Kalorienzählen auszukommen, und ich lerne ein ganz neues Gefühl der Gelassenheit und Ruhe kennen. Hier stehe ich nicht vor den ganzen Bergen von Essen und bekomme Panik. Hier nehme ich das ganze

Essen wahr und überlege mir, was mir schmecken könnte und was ich gerne probieren würde. Wie jeder andere auch. Es kann so einfach sein! Wir laufen viel am Strand entlang oder legen uns an den Pool des Hotels. Sogar ich. Im Bikini. Vor anderen. Das hätte ich nicht für möglich gehalten, aber ich fühle mich sogar wohl dabei! Das Gefühl, dass mich alle angucken und beobachten, ist weg, es ist alles komplett anders! So kommen wir nach einer Woche total erholt wieder am Flughafen an.

*

Mit meinem Gewicht werde ich nun von meinem Arzt nicht mehr als »krank« eingestuft. Deshalb lasse ich die kommenden Arzttermine zum vorsorglichen Wiegen einfach ausfallen. Dem Therapeuten erzähle ich davon nichts, aber er fragt mich auch nicht mehr nach meinem Gewicht. Dann muss ich ja wohl ziemlich gesund aussehen, denke ich. Und genau das ist es, was mich trotz allem noch ein wenig ärgert und mir jedes mal aufs Neue einen Stich versetzt. Jeder denkt, jetzt, wo ich gesund sei, sei alles wie vorher. Nur, weil ich mehr wiege, sei das Essen kein Problem mehr für mich. Ist es aber. Keiner will sehen, dass es mir oftmals immer noch nicht richtig gut geht, dass mich die Gedanken immer noch quälen und dass sich nach wie vor vieles um Essen und Kalorien dreht. An Tagen, an denen es mir gut geht und an denen ich die Kontrolle mal wirklich komplett abgeben kann, stört mich das nicht. Vielmehr freue ich mich dann, dass ich so viel alleine machen darf, dass ich wieder selbst entscheiden darf, was ich essen möchte und was nicht, und dass ich mich wohler und erwachsener fühle.

Aber an den anderen Tagen, an denen es mir schlecht geht, bin ich wütend auf alle anderen, weil mich keiner mehr danach fragt, wie es mir geht, und jeder voraussetzt, dass ich alles esse und dass ich so viel davon esse, wie ich möchte. Wütend, weil sie alle kein Verständnis mehr haben und keine Geduld für mich. Weil sie einfach nichts mehr wissen wollen, von Magersucht, Essen, Aussehen und Abnehmen. Wütend auf mich selbst, dass ich zugenommen habe und es überhaupt so weit kommen konnte, dass ich so viel wiege. Wütend auf jeden, den ich Sport machen sehe. Oft schließe ich mich in mein Zimmer ein und starre einfach durch mein Fenster ins Leere. An solchen Tagen zweifele ich daran, ob ich diese Gedanken jemals wegbekommen kann. Daran, ob ich überhaupt noch richtig gesund werden kann. Dann habe ich Angst, dass es für immer so bleibt, dass die Magersucht mir mein Leben lang reinreden wird. Ich habe dann gar keine Lust mehr, weiter zu kämpfen, weil ich mir einbilde, es würde eh nichts bringen. Oft habe ich das Gefühl, auf der Stelle zu treten. Denn irgendwie habe ich mir erhofft, dass es schneller geht.

11. Juli 2014

Heute, einen Tag vor dem großen Abiball, findet die Entlassung statt. Heute bekommen wir unsere Zeugnisse, ab heute sind wir offiziell keine Schüler dieser Schule mehr. Es ist ein komisches Gefühl. Gleich ist das alles vorbei hier. Ich habe diesen Tag immer herbeigesehnt. Jetzt, wo er da ist, freue ich mich riesig, aber trotzdem ist mir ein wenig mulmig zumute. Alle, die mit uns gekommen sind, nehmen auf ihren Stühlen Platz, unser gesamter Jahrgang versammelt sich etwas weiter hinten, im Verwaltungstrakt der Schule. Viele aus meiner Jahrgangsstufe habe ich seit dem letzten Schultag vor den Klausuren im April noch nicht wiedergesehen. Plötzlich habe ich große Angst, sie könnten über meine Gewichtszunahme reden und sich darüber lustig machen, aber ich versuche, die aufkommenden Gedanken so gut es geht beiseitezuschieben. Jeder hier ist total aufgeregt und sucht nervös nach seiner Tutorengruppe. Als die Musik ertönt, geht es für uns los. Wir kommen alle in die Aula, in der sich nun über 100 Augenpaare auf uns richten, bis jeder Einzelne seinen Platz ganz vorne, direkt vor der Bühne, gefunden und eingenommen hat. Alle klatschen, und ich habe ein Kribbeln im Bauch, alles fühlt sich so unwirklich an.

Vorne auf der Bühne werden Reden gehalten, eine Band spielt, und unsere Lehrer haben extra etwas für uns vorbereitet. Dann bekommen wir unsere Zeugnisse. Jede Gruppe wird zusammen mit ihrem Tutor auf die Bühne gerufen, um sich dann in einer langen Reihe aufzustellen. Jeder Einzelne wartet, bis sein Name aufgerufen wird. Obwohl ich weiß, dass nun jeder auf uns blickt, fühle ich mich wohl in meinem engen Kleid. Komisch, das hätte ich selbst nie von mir gedacht. Schon gar nicht jetzt, wo ich in der freien Zeit einiges zugenommen habe und mich viele so noch gar nicht wiedergesehen haben. Als ich meinen Namen höre, gehe ich mit zittrigen Beinen nach vorne, dorthin, wo unser Schulleiter steht, um jedem von uns eine Blume und unser Zeugnis zu überreichen. Das Einzige, worüber ich mir in diesem Moment Gedanken mache, ist, nicht über meine eigenen Füße zu stolpern. Wie ich aussehe, ob man meinen Bauch sehen könne oder ob meine Beine dick erscheinen ist mir völlig egal.

12. Juli 2014

Heute ist unser großer Tag, unser Abiball. Tagelang sind wir durch die Läden in sämtlichen Städten gelaufen, immer auf der Suche nach dem besten Schmuck, den schönsten Schuhen und der elegantesten Tasche. Heute Abend soll einfach alles perfekt sein. Ich weiß, dass es dort ein Buffet geben wird und dass wir alle gemeinsam essen. Ich will nicht, dass mich alle essen sehen, weiß aber, dass mir nichts anderes übrig bleibt. Das Frühstück versuche ich also so minimalistisch wie möglich zu halten, was mir nicht ganz gelingt, denn gerade heute bin ich mit einem furchtbaren Hunger aufgewacht. Egal, dann wird halt die Zwischenmahlzeit kleiner, denke ich mir und nehme mir um halb zwölf nur einen Apfel, von dem ich das Kerngehäuse großzügig herausschneide. Doch wieder kann ich mich nicht beherrschen, was ist denn bloß los mit mir? Am Abend habe ich also schon wesentlich mehr zu mir genommen, als ich mir für heute eigentlich vorgenommen habe. Aber ich versuche, die Gedanken beiseitezuschieben. Schließlich bewege ich mich ja heute auch mehr und länger als sonst. Und diesen Abend möchte ich mir durch diese beschissene Magersucht einfach nicht auch noch versauen lassen!

Als wir in der Festhalle eintreffen, bin ich ziemlich nervös. Wie werden wohl die anderen aussehen? Wer hat das schönste Kleid? Was wird es zu essen geben? Wer wird alles da sein? Mit wem werden wir uns unterhalten und worüber? Wie wird der Abend werden? Kaum sind wir im Saal, da sollen wir uns auch schon für ein Foto aufstellen. So langsam ordnet sich der große Haufen aus bunten Kleidern und schwarzen Anzügen unter den Ansagen der Fotografin, und die ersten Diskussionen über die Kleiderwahl gehen los. Ich versuche einfach, nicht hinzuhören. Hoffe, dass ich keinen sehe, der ein Kleid trägt, das mir besser gefallen würde, aus Angst, dass ich mich selbst wieder abwerten würde. Für mich habe ich das perfekte Kleid gefunden, daran will ich auch nicht zweifeln müssen, nur weil mir ein anderes besser gefällt. Ich will mich schön fühlen heute Abend! Die Eltern, Lehrer und anderen Gäste betreten den großen, geschmückten Saal erst nach uns. Mir wird erst jetzt richtig bewusst, was das alles bedeutet. Alle sind nur wegen uns da, Wahnsinn.

Um Mitternacht gibt es ein großes Tortenbuffet. Während die meisten direkt dort hinströmen, um noch das beste Stück zu ergattern, bleibe ich als eine der wenigen am Tisch sitzen. Ich will keinen Kuchen. Vom Körperlichen her gelte ich als gesund. Aber in meinem Kopf ist noch lange nicht alles wieder wie vorher. Noch immer ist die Magersucht präsent und mischt sich ein. Ich kann mit ihr nun besser umgehen, und sie ist ruhiger geworden. Doch sie ist immer noch da. Trotzdem haben wir alle riesigen Spaß, tanzen und lachen bis spät in die Nacht hinein. Wir unterhalten uns mit vielen Lehrern, die auch da sind. Viele fragen mich, wie es mir gehe und was ich nun vorhabe, oder sagen mir, ich sähe viel besser aus als vorher, ich solle stolz auf mich sein, es geschafft zu haben. Und ich versuche, wirklich stolz auf mich zu sein. Nun habe ich es endgültig geschafft. Die Schulzeit liegt hinter mir, es gibt kein Zurück, das ist die letzte offizielle Handlung, die mich mit der Schule verbindet. Die meisten fangen eine Ausbildung, ein Studium oder ein freiwilliges soziales Jahr an. Außer mir, denn ich habe mich dazu entschlossen, das kommende Jahr zu nutzen, um mich zu erholen und um wieder richtig und vollständig gesund zu werden. Ich möchte wissen, wo ich hingehöre. Vor mir ist jetzt eine große Leere, mit viel freier Zeit. Im Oktober beginne ich das erste Praktikum, über drei Monate, um herauszufinden, welcher Beruf wirklich zu mir passt. Viele weinen, denn jeder weiß, dass unsere Wege nach diesem Abend auseinandergehen. Trotzdem ist es eine große Erleichterung, alles hinter sich zu lassen, und wir nehmen uns vor, dass wir uns regelmäßig treffen, um uns nicht komplett aus den Augen zu verlieren. Als die Ersten anfangen, nach Hause zu gehen, ist es schon tiefe Nacht.

Oktober 2014

Ich wiege zwischen 55 und 56 Kilo und bin damit todunglücklich. Mein Gewicht nähert sich immer mehr der »60«. Ich nehme zwar nur noch sehr langsam zu, doch trotzdem ist mir das zu viel. Ich hoffe, dass mich das Praktikum davon etwas ablenken kann.

Heute ist mein erster Tag in der Redaktion, und ich bin furchtbar aufgeregt, als ich die große Glastür mit dem Logo des Radiosenders aufdrücke, um in das Gebäude zu kommen. Ich habe mir schon mehrere Wochen vorher genau überlegt, was ich anziehen, wie ich mich bei den anderen vorstellen und was für einen Eindruck ich hinterlassen möchte. Hoffentlich wird dieser Tag auch so, wie ich ihn mir immer ausgemalt habe. Ich bin nicht die einzige Praktikantin, außer mir gibt es hier noch sieben weitere Mädchen und Jungs, die sich auf ganz unterschiedliche Abteilungen verteilen und die alle sehr nett erscheinen. Ich darf mich den ganzen Tag lang umschauen und den Angestellten bei den verschiedensten Aufgaben helfen. Heute komme ich mit einem Strahlen nach Hause. Das wird ein wundervolles Praktikum!

Eine Woche später werde ich in eine andere Abteilung versetzt. In meinem Praktikumsplan steht, dass ich mir jede Abteilung ansehen soll, deshalb wechsele ich alle ein bis zwei Wochen die Abteilung. Raus aus der Nachrichtenredaktion, rein in die Telefonzentrale. Mittlerweile fühle ich mich ziemlich unwohl. Oft habe ich das Gefühl, total überfordert zu sein, denn jeder hier ist im Stress und hat keine Zeit, etwas richtig zu erklären. Doch statt an anderen zweifele ich an mir selbst. Vielleicht bin ich auch einfach nur zu dumm, die Aufgaben, die sie mir stellen, alleine zu erledigen? Vielleicht verlangen sie hier nur selbstverständliche Dinge, die normalerweise gar nicht mehr erklärt werden müssen? Deshalb traue ich mich auch nicht, irgendetwas zu sagen oder gar nach einer weiteren Erklärung zu fragen. Manchmal arbeite ich die Arbeit von zwei fest angestellten Mitarbeitern ab, die ihren Feierabend wahrnehmen. Ich fühle mich gar nicht mehr wohl und sehne den Tag herbei, an dem das Praktikum endet. So hatte ich mir das nicht vorgestellt. Zudem habe ich vor ein paar Tagen das erste Mal seit 16 Monaten meine Tage wieder bekommen. Für mich ist das ein riesengroßer Schock. Das darf nicht sein! Nur wer gesund ist, hat seine Periode. Ich will das nicht, das darf so nicht sein! Irgendwann wollte ich wieder vollständig gesund werden, aber doch noch nicht so schnell! Ich halte es doch nicht einmal aus, dass mein Gewicht nun im normalen Bereich liegt, ich muss mich doch daran erst einmal gewöhnen. Das ist alles zu viel für mich, das halte ich alles nicht mehr aus. Immer öfter schmeiße ich den Inhalt meiner Brotdose auf dem Weg zum Bahnhof in den Müll. Von 6.00 Uhr morgens bis 17.30 abends esse ich nichts. Auf der Arbeit gibt es keinen Kühlschrank, dort muss ich keiner Versuchung widerstehen. Ich muss einfach dringend wieder abnehmen! Die Magersucht ist mal wieder zur Ablenkung geworden, von Dingen, für die ich einfach keinen Ausweg weiß. Wenn ich alleine an meinem Schreibtisch sitze, habe ich wenigstens den knurrenden Magen, der mir Sicherheit gibt, dass alles so ist wie vorher und dass alles in seinen gewohnten Bahnen läuft. Ich habe mein eigenes Geheimnis, von dem hier niemand etwas weiß. Meine eigene Welt, in die ich flüchten kann. Aber wenn ich wieder zu Hause bin, überkommt mich der Hunger. Dann esse und esse ich, bis mir der Bauch wehtut und ich mich am liebsten selbst ohrfeigen würde für das, was ich getan habe. Heute wollte ich doch abnehmen! Und wieder hat es nicht geklappt. Der Hunger ist oft einfach viel zu groß, und mein Körper nimmt sich das, was er braucht. Jeden Abend ärgere ich mich über mich selbst und nehme mir vor, am nächsten Tag wieder alles besser zu machen, disziplinierter zu hungern oder mehr Sport zu treiben. Und rutsche so immer tiefer in die Magersucht hinein, reduziere mein Essen wieder, so gut es nur geht. Aber das ist mir egal. Das nehme ich in Kauf, um wieder dünn zu sein. Ich renne oft zum Bahnhof, anstatt die Straßenbahn zu nehmen, in der Hoffnung, so wieder ein paar Kalorien mehr verbrennen zu können. Die Zwischenmahlzeiten habe ich mir mittlerweile verboten. Noch vor einem Monat war es mir so wichtig, die Zeiten einzuhalten, selbst wenn ich nur einen kleinen Apfel gegessen habe, aus Angst, mir alles, was ich so hart erkämpft habe, wieder kaputt zu machen. Oft ist mir schwindelig, weil ich nicht genug gegessen habe, oft bin ich müde und schlapp, oft merke ich, wie meine Nerven wieder schwächer werden. Aber das ist mir alles egal. Mir ist alles egal. Das, was für mich momentan zählt, ist, dass ich dünn bin. Mal wieder habe ich mir ein strenges Sportprogramm zusammengestellt, das ich in meiner Freizeit so gut es geht durchziehe. Jeden Abend, nach Feierabend, fahre ich draußen Inliner oder Fahrrad. Jeden Tag ein Stückchen weiter, denn jedes Mal muss ich mehr Kalorien verbrennen als noch einen Tag zuvor. Ich nehme wieder ab und sehe, wie die Zahl auf der Waage immer kleiner wird. Einer meiner sehnlichsten Wünsche ist, wieder unter 50 Kilogramm zu kommen. Ich fühle mich allein, traue mich nicht, mit irgendjemandem über mein wiederkehrendes gestörtes Essverhalten zu sprechen. Ich weiß, dass jeder aus Angst und Hilflosigkeit mit Ärger, Enttäuschung und Ungeduld reagieren würde. Ich habe keine Lust mehr, krank zu sein und beobachtet zu werden. Ich weiß, dass ich diese Entwicklung nun ganz allein stoppen muss, aber ich weiß einfach nicht wie. Es gibt mir so viel Bestätigung, wenn meine Kniescheiben wieder mehr hervortreten, und ich kontrolliere täglich, wie weit meine Beckenknochen hervorstehen. Ich will nicht mehr zum Praktikum, jeden Morgen fahre ich heulend zum Bahnhof, und jeden Abend komme ich heulend wieder zurück. Liegt es vielleicht einzig und allein an mir? Bin ich nicht fähig, mich anzupassen?

18. Oktober 2014

Heute liegt mein Gewicht bei 51 Kilo. Ich habe es geschafft, innerhalb von zwei Wochen gute vier Kilogramm abzunehmen, das bedeutet zwei Kilo die Woche, insgesamt 28.000 Kalorien zu wenig. Auf der einen Seite bin ich unglaublich stolz auf mich – ich habe es geschafft! Ich werde wieder dünner, die ersten Schritte sind bereits gemacht. Auf der anderen Seite weiß ich jedoch, dass das, was ich hier tue, meinem Körper und meinem Umfeld gegenüber komplett verantwortungslos ist. Aber ich fühle mich einfach besser. Das Hungern gibt mir Sicherheit, es beruhigt mich und bringt die Stimme in meinem Kopf wieder zum Schweigen. Diese Stimme, die täglich lauter, strenger und härter wird, und die nur Ruhe gibt, wenn sie das bekommt, was sie braucht. Nämlich die Disziplin. Es gibt mir Bestätigung, denn Dünnerwerden ist etwas, was ich wirklich gut kann. Das kann kein anderer, den ich kenne, so gut und so diszipliniert wie ich. Ich merke, dass die Magersucht mich immer fester umklammert, dass sie mich so schnell nicht mehr loslassen wird. Und das, obwohl ich mich in den letzten Monaten so gut von ihr distanzieren konnte. Ich habe mir alles kaputt gemacht, was ich gemeinsam mit meinen Eltern und dem Therapeuten aufgebaut habe. Und ich habe einfach keine Ahnung, wie ich da wieder rauskommen soll.

*

Zum Glück habe ich Nadine kennengelernt. Sie ist nur einen Tag vor mir als Praktikantin in den Betrieb gekommen, und wir haben uns angefreundet. Mit ihr kann ich so gut über die Probleme bei der Arbeit reden, weil sie mich versteht, denn ihr geht es genauso. Ohne dass ich etwas sagen muss, spricht sie das aus, was mir schon so lange im Kopf herumspukt: »Ich halte das hier einfach nicht mehr aus!«

Mit ihr fühle ich mich viel sicherer. Anscheinend liegt es doch nicht nur an mir, ich bin nicht die Einzige, der es so geht! Das erleichtert mich ungemein, doch die Magersucht hat schon wieder so eine Macht über mich gewonnen, dass ich einfach nicht mehr aufhören kann. Mein 1000-Kalorien-Plan bestimmt schon seit Längerem wieder meinen Alltag, und ich setze jeden Tag aufs Neue alles daran, ihn auch in die Tat umzusetzen. Jede Woche werde ich weniger, schwächer und gebrechlicher. Aber das gibt mir Halt. Bis wir feststellen, dass es so nicht weitergehen kann. Ich will doch eigentlich gar nicht, dass alles so wird wie vorher. Will mir doch nicht alles wieder kaputt machen. Ich hoffe, dass es noch nicht zu spät ist. Gemeinsam mit Nadine sowie Nadines und meinen Eltern entscheiden wir, dass ich das Praktikum vorzeitig beende.

20. Oktober 2014

Heute ist der letzte Tag unseres Praktikums. Wir sind beide froh und erleichtert, als wir unsere Kündigung abgegeben und uns verabschiedet haben. Wir bummeln noch ein wenig durch die Stadt, unterhalten uns und trinken Kaffee. Denn jeder von uns muss erst einmal realisieren, dass es nun vorbei ist. Dass wir morgen nicht mehr ins Büro müssen, dass es nun keinen Grund mehr gibt, sich schon heute den Kopf darüber zu zerbrechen, was morgen sein könnte. Bevor wir uns beide in getrennten Richtungen auf den Heimweg machen, gehen wir in ein Fast-Food-Restaurant. Es ist schon Mittagszeit, und mein Magen knurrt bereits seit einer halben Stunde. Normalerweise würde ich das wieder ignorieren, aber als Nadine mich gestern fragte, ob wir noch gemeinsam zu Mittag essen, habe ich zugestimmt. Das Restaurant hat sie ausgesucht, denn ich habe ihr – so sehr ich sie auch schätze – nichts von meiner Krankheit erzählt; ich wollte nicht, dass jemand, den ich neu kennengelernt habe, von meiner Vergangenheit erfährt.

Ich habe riesige Angst vor der Verabredung und habe mir schon gestern Abend im Internet das Gericht mit den wenigsten Kalorien ausgesucht. Das hat zwar immer noch mehr als doppelt so viele Kalorien wie ein normales Mittagessen, aber ich schaffe es sogar, fast komplett aufzuessen! Ein bisschen ärgert es mich schon, die Kalorien hätte ich mir schließlich auch sparen können, aber die Gedanken lassen mich weitestgehend in Ruhe. Gleichzeitig bin ich total stolz auf mich und komme mir normal vor, was sich sogar richtig gut anfühlt. Warum ich die ganze Zeit in mich hineingrinse, versteht Nadine nicht, woher auch? »Ich bin einfach nur erleichtert«, grinse ich sie an.

November 2014

Jetzt bin ich wieder zu Hause und fühle mich nutzlos. Alle meine Freundinnen haben etwas zu tun, verdienen Geld oder studieren. Dann frage ich mich oft, warum ich nicht ein ganz normales Leben führen kann, so wie jede andere in meinem Alter. Aber ich weiß, dass es einfach zu früh war, etwas Neues anzufangen. Die Magersucht ist für mich noch zu präsent, um die komplette Kontrolle und Verantwortung für mein Essen selbst zu übernehmen. In den letzten Monaten, nach dem Abitur und vor dem Praktikum, habe ich zwar wieder gelernt, zu einem großen Teil meine Ernährung selbst zu steuern, aber ich war mir immer über das wachsame Auge meiner Eltern bewusst, das während des Praktikums fehlte. Ganz alleine schaffe ich es einfach noch nicht.

Die letzte Zeit hat ihre Spuren hinterlassen. Auch wenn ich noch so sehr versuche, mich nicht mit anderen zu vergleichen und nicht mehr so viel Wert auf mein Äußeres zu legen, klappt es nicht wirklich. Ich sehe in den anderen immer genau das, was ich gerne wäre. Mit mir selbst bin ich unzufriedener und kritischer als je zuvor. Ich bin unsicher geworden, habe ständig Angst, andere zu verletzen, versuche, es allen recht zu machen, vergesse mich dabei selbst. Traue mich nicht, meine Meinung zu sagen, geschweige denn, mich für meine Meinung und meine Ansichten einzusetzen. Sie sollen in mir alle das liebe Mädchen sehen, nicht mehr die Rebellin, die da vorher einmal war. Denn die Magersucht hat mich verändert. Ich solle an mir arbeiten, sagen mir viele – ich müsse versuchen, wieder Selbstvertrauen zu gewinnen, und lernen, mich selbst wertzuschätzen. Wie schwer das ist, sieht keiner.

Jeden Tag versuche ich, nun wieder abzunehmen, doch jetzt, wo ich den ganzen Tag zu Hause bin, klappt das nicht. Ich bin es gewohnt, zu Hause meine festen Mahlzeiten zu haben, und die fordert sich mein Körper auch ein. Jeden Tag, an dem ich es nicht geschafft habe, weniger als 1.000 Kalorien zu mir zu nehmen, werde ich unzufriedener und frustrierter. Die Zeit, in der sich meine Periode nun wieder regelmäßig ankündigt, ist für mich die schlimmste, denn damit werde ich immer wieder aufs Neue daran erinnert, wie normal ich geworden bin. Und ich will, verdammt noch mal, nicht normal sein!

Sobald ich mich einen Tag zu viel mit Essen, Aussehen und Sport beschäftige, wird meine ganze Haut an den Händen trocken, rissig und blutig, in der Nacht habe ich Schlafstörungen. Ich wünsche mir, es hätte diesen Rückschlag nie gegeben, und ärgere mich, dass ich es so weit habe kommen lassen. Es fühlt sich fast so an, als würde ich wieder von vorne beginnen. Nach jedem Essen tragen die Stimmen in meinem Kopf wieder denselben Kampf gegeneinander aus, jeden Morgen rechne ich wieder, wie viele Kalorien ich den Tag über wohl noch vertilgen muss. Für mich beginnt der Kampf gegen die Magersucht wieder bei null. Ich muss einmal mehr lernen, wie man isst, wie ich auf meinen Körper hören kann und wie ich die Stimme in meinem Kopf zur Ruhe bringe. Doch dieses Mal geht es schneller voran, ich habe also doch nicht alles verlernt. Meine Eltern versuchen, mir mit dem Essen zu helfen. Wir kochen viel zusammen, und ich darf mir immer öfter aussuchen, was es an dem Tag geben soll. Nach und nach gewöhne ich mich erneut an feste Zeiten, größere Portionen und bekomme wieder ein besseres Gefühl dafür, wann ich Hunger habe und wann ich satt bin. Ich bin nun in der Lage, wirklich zu erkennen, worauf ich Lust habe, und suche nicht mehr nur nach dem kalorienärmsten Gericht. Wenn ich an einem Tag mal etwas mehr gegessen habe, ärgere ich mich gar nicht mehr so stark. Was soll's, ist jetzt eh nicht mehr zu ändern, denke ich mir immer öfter. Jetzt, wo ich mir sicher bin, meine Magersucht etwas mehr im Griff zu haben, finde ich zu einem gesunden Essverhalten zurück. Auch wenn ich mit mir selbst nicht ganz zufrieden bin, habe ich mein Ziel, abzunehmen, beiseitegeschoben.

Es geht nun nicht mehr darum, mich und meinen Körper außer Lebensgefahr zu bringen, sondern ein gesundes und normales Ess- und Sportverhalten zu entwickeln. Zunächst beginne ich, statt des kalorienarmen Frischkäses eine kleine Menge kalorienreduzierte Butter auf mein Brot zu schmieren. Noch vor ein paar Monaten ist mir schon beim Anblick der Butter der Appetit vergangen, und ich habe mich regelrecht vor dem Fett geekelt. Die Diätbutter hat 350 Kalorien auf 100 Gramm und bildet für mich eine gute Alternative zur »richtigen« Butter. Wenigstens für den Anfang. Ich kann mich langsam wieder an mehr Kalorien gewöhnen, werde aber noch nicht direkt mit dem »vollen Programm« konfrontiert. Den Frischkäse kaufen wir nun nicht mehr fast komplett fettfrei, es steht nun ein etwas fetterer Käse auf dem Tisch. Es hilft mir, den Käse aus den kleinen Portionsschälchen, wie man sie auch im Hotel bekommt, zu essen. Und das, obwohl es sich dabei um den »normalen« Frischkäse, also die Doppelrahmstufe, handelt. Dadurch, dass die Portion abgefüllt ist, kann ich sicher sein, nicht zu viel Fett zu mir zu nehmen, was mich immer noch beruhigt.

Abends gibt es oft Eis, denn damit habe ich überhaupt keine Probleme mehr; dabei muss ich nun nicht einmal mehr die Kalorien zählen. So finde ich nach und nach zur Normalität zurück.

An den Wochenenden gehen Meike und ich oft frühstücken. Ich esse zwei ganze Brötchen, ohne sie vorher genau auszuwiegen, mit Belag, von dem ich nicht weiß, wie viele Kalorien er hat. Es ist mir aber auch fast egal. Zu Hause haben wir die Küchenwaage ein für alle Mal versteckt, damit ich gar nicht erst in Versuchung gerate, mein Essen wieder abzuwiegen, jetzt, wo es gerade wieder besser läuft. Zwar fiel es mir am Anfang noch sehr schwer, wieder nicht genau zu wissen, was ich an Nährstoffen zu mir genommen habe, aber mit der Zeit habe ich mich daran gewöhnt. Immer wieder habe ich mir eingeredet, ich habe keine andere Wahl; wenn ich mein Essen jetzt auswiegen würde, wäre das ein Schritt zurück. Mit Erfolg. Ich habe mich erholt und halte mein Gewicht nun bei 56 bis 58 Kilogramm. Die genaue Zahl ist mir egal, ich wiege mich nicht mehr. Warum sollte ich mir wegen einer Zahl, die mir eine Waage anzeigt, Gedanken machen? Ich muss mich in meinem Körper wohlfühlen, und das tue ich – auch wenn ich das niemals für möglich gehalten hätte – nun wesentlich mehr als vorher. Im Kopf überschlage ich die Kalorien oft grob, denn ich habe immer noch ziemliche Angst davor, diese Kontrolle komplett abzugeben. Aber so streng und genau wie noch vor vier Wochen muss ich die Kalorien nicht mehr ausrechnen. Das Gefühl, das im Sommer ab und zu für ein bis zwei

Tage mal da war, dieses Kribbeln im Bauch und das »einfach frei und unbeschwert sein«, fühle ich jetzt viel öfter.

Ich habe eine neue Arbeit gefunden, für die Zeit bis zum Studiums- oder Ausbildungsbeginn. Mein Tag hat nun wieder eine andere Aufgabe – eine andere Aufgabe als das Hungern. Ich arbeite genau so viel, dass ich nur zwischen Frühstück und Mittagessen nicht zu Hause bin – so besteht für mich auch keine Gefahr, erneut Mahlzeiten ausfallen zu lassen. Ich fühle mich nun nicht mehr nutzlos, fühle mich wohl unter meinen Kollegen. Ich lerne nach und nach, mich durchzusetzen und meine Meinung zu sagen, anstatt alles nur abzunicken. Jeden Tag gewöhne ich mich mehr ein, weiß, was ich zu tun habe, und werde für mich selbst sicherer. Es tut mir gut, zu sehen, dass es auch anders geht.

Dezember 2014

Auch wenn die Temperaturen für Dezember noch sehr mild sind, bin ich schon total in Weihnachtsstimmung. Alles das, was letztes Jahr für mich plötzlich keine Bedeutung mehr hatte, möchte ich dieses Mal nicht schon wieder verpassen. Gemeinsam mit meinen Freundinnen laufen wir über Weihnachtsmärkte, bleiben an den Buden stehen, wärmen uns auf und genießen die weihnachtliche Stimmung um uns herum. Ich habe dieses Jahr endlich Stiefel finden können. Zwar passen meine Waden immer noch in nur wenige Modelle hinein, doch dieses Jahr war auch für mich ein Paar dabei.

Meine Freundinnen bemühen sich sehr, mir das wieder näherzubringen, was für mich die ganze letzte Zeit undenkbar gewesen ist. Wir backen gemeinsam Kekse, bauen erneut unser Lebkuchenhaus oder gehen abends gemeinsam essen. Auch wenn ich weiß, dass ich noch sehr auf mich aufpassen muss, dass die Magersucht noch immer sehr schnell zurückkommen kann, fühle ich mich gut. Angst, dass sie zurückkommt, habe ich kaum noch. Ich lerne immer mehr, mit ihr umzugehen, und weiß, wie ich mich in kritischen

Situationen verhalten muss. Die Magersucht hat in meinem Leben kaum noch einen Platz, ich brauche sie einfach nicht mehr, und das ist auch gut so. Ich weiß, dass sie immer noch da ist.

Aber ich kann mit ihr umgehen, sodass ein normales Leben für mich wieder möglich ist.

24. Dezember 2014

Heiligabend. Wie jedes Jahr gibt es Kartoffelsalat mit Würstchen. Dieses Mal auch für mich. Es fällt mir noch schwer, etwas zu essen, von dem ich weiß, dass viel Fett darin ist, aber ich kann mich überwinden. Überhaupt fällt es mir viel leichter, dem Essen eine nicht so große Bedeutung zukommen zu lassen, wenn ich mich auf oder über etwas freue, wenn ich ein Ziel habe, auf das ich mich konzentrieren und freuen kann. Ich genieße den Abend gemeinsam mit meiner Familie. Doch heute gibt es noch eine Aufgabe, die ich erfüllen muss. Etwas, was mir schon den ganzen Tag im Kopf herumspukt. Denn ich erinnere mich noch genau daran, wie ich vor einem Jahr genau hier auf dem Sofa gesessen habe, vor dem Süßigkeitenteller, vor den Lebkuchen und Marzipankartoffeln, und daran, dass ich es nicht geschafft habe, mein eigentliches Ziel zu erreichen. Ich will es schaffen, denke ich mir ganz fest. Und während es alle sehen, nehme ich mir ein Stück von dem Marzipan und stecke es mir in den Mund. Ich sehe Papas erstauntes und Mamas erleichtertes Gesicht und grinse sie an. Ich kann einfach nicht anders, ich bin in diesem Moment so unglaublich stolz auf mich selbst. Ich habe es geschafft. Ein weiterer Schritt zum Gesundwerden.

Silvester 2014

Für mich geht mit 2014 ein ereignisreiches Jahr zu Ende. »Im neuen Jahr wird alles anders.« – Das ist mein guter Vorsatz für 2015. Gemeinsam mit meinen Freundinnen machen wir Raclette, sitzen stundenlang beim Essen, quatschen und warten darauf, dass es endlich Mitternacht ist. Als es so weit ist, fallen sich alle in die Arme. »Auf dass es ein besseres, glücklicheres, ruhigeres und vor allem gesünderes Jahr 2015 wird!«

Januar 2015

In den Therapiestunden sprechen wir viel darüber, wie es mir geht, und der Therapeut rät mir immer öfter, es einfach mal auszuprobieren, die Kontrolle ganz und komplett abzugeben und etwas Neues anzufangen, überhaupt keine Kalorien mehr zu zählen. Nicht einmal mehr zu überschlagen. Zuerst erkläre ich ihn für verrückt, das schaffe ich doch nie! Aber dann packt mich der Ehrgeiz. Jetzt will ich es allen, und vor allem mir selbst, beweisen: Ich kann das schaffen! Ab heute zähle ich keine Kalorien mehr, ich will davon nichts mehr wissen. Ich fange damit besser heute als morgen an und nehme mir gleich fürs Abendbrot vor, die groben Überschlagungen an Kalorien aus meinem Taschenrechner zu löschen. Schon während wir noch alle gemeinsam am Esstisch sitzen, greife ich normalerweise ständig zu meinem Handy, um die Taschenrechner-App aufzurufen, doch heute beherrsche ich mich und lege das Telefon wieder beiseite. In meinem Kopf rattern die Zahlen immer noch hin und her, und auch wenn ich es noch so sehr versuche, es nicht zu tun, rechne ich ständig die gegessenen Kalorien aus, als könne ich ohne diese ganzen Kalkulationen nicht leben. Als alle aufstehen, bleibt diese eine Zahl. Wie hoch sie ist, stört mich nicht, Hauptsache sie ist da. Ich bin enttäuscht. Irgendwie hatte ich mir das einfacher vorgestellt, über eine Sache nicht nachzudenken! Doch ich darf jetzt nicht aufgeben, früher ging es doch auch ohne diese Berechnungen. Jeden Tag aufs Neue versuche ich also, die ganzen Zahlen, die da in meinem Kopf herumwirbeln, zu verdrängen. Die Magersucht hält sich daran fest, denn das ist das Einzige, womit sie sich noch bemerkbar machen kann. Ich muss mich von ihr lösen, sie darf nicht mehr so über mich bestimmen. Ich muss es schaffen, auch wenn ich bislang jeden Tag aufs Neue enttäuscht bin.

Ungefähr zwei Wochen später esse ich, doch statt die Zahlen in meinem Handy auszurechnen und abzuspeichern, bleiben sie fest in meinem Kopf. Aber dann merke ich, dass es wichtigere Dinge gibt, als andauernd über diese Zahlen nachzudenken. Was sagen mir Zahlen? Warum geben sie mir so verdammt viel Sicherheit und Beruhigung? Es sind nur Zahlen! Nach und nach werden meine Berechnungen immer gröber. Zuerst rechne ich in Zehner-, dann bald in Fünfzigerschritten. Manchmal vergesse ich sogar, was ich in meinem Kopf abspeichern wollte. Bis ich es einmal hinbekomme, ganz bewusst damit aufzuhören.

Es klappt noch nicht jeden Tag. An manchen Tagen, wenn es mir nicht so gut geht, mich etwas belastet oder ich großen Stress habe, fängt mein Kopf wieder an mitzuzählen. Aber ich merke, dass es besser wird. Immer öfter gibt es diese »guten« Tage, die mich so stolz machen und mir Hoffnung geben. Ich habe es geschafft, ich habe wieder durchgehalten, obwohl es lange gedauert hat. Von mir fällt damit auch die letzte große Last. Ich werde immer sicherer und schaffe es immer mehr, mithilfe meiner Eltern, meiner Freunde und des Therapeuten Veränderungen zuzulassen.

Mittlerweile darf ich auch wieder alleine, also ohne Aufsicht, Sport machen. Den Zeitpunkt, an dem ich damit aufhöre, kann ich nun selber finden. Ich trainiere nicht mehr mit dem Ziel abzunehmen, sondern weil ich merke, dass es mir guttut. Dass mir ab und zu ein wenig Sport den Ausgleich gibt, den ich zu meinem Alltag brauche. Stolz bin ich vor allem darauf, dass ich es geschafft habe, mit ein wenig Training den »Unterbauch«, der mich früher so sehr gestört hat, größtenteils verschwinden zu lassen. Zwar sieht man ihn noch ein wenig, aber für mich ist das kein Problem mehr. Es stört mich einfach nicht. Vielmehr freue ich mich, dass ich eine gesunde Figur habe und dazu stehen kann, nicht zu 100 Prozent perfekt zu sein. Denn wer ist das schon? Ich lerne immer mehr, mich abzugrenzen, zu meiner Meinung zu stehen und so mehr auf meine eigenen Bedürfnisse einzugehen. Es stört mich bald schon nicht mehr, meine Anziehsachen in einer größeren Größe als XS zu tragen. Ich werde immer zufriedener mit mir, mit meinem Aussehen und mit meinem Gewicht. Jede Woche lerne ich, mich mehr und mehr zu akzeptieren. Wenn ich ein Mädchen sehe, das dünnere Beine hat als ich, dann finde ich mich trotzdem gut, so wie ich bin. Denn ich weiß jetzt – man muss nicht dünn sein, um schön auszusehen.

März 2015

Es ist Anfang März. Der Frühling kommt langsam, und die Sonne lässt sich immer öfter am Himmel blicken. Für mich bedeutet das Sommerfeeling pur! Ende des Monats werden wir noch einmal nach Fuerteventura fliegen. Meine Eltern, meine Schwester und ich. Eine Woche. Im Gegensatz zu früher freue ich mich auf den Urlaub. Ich bin gespannt auf das Hotel, fiebere aufgeregt dem Meer und den ganzen kleinen Cafés am Straßenrand entgegen. Vor dem Essen dort habe ich überhaupt keine Angst mehr. Und obwohl ich weiß, dass es dort im Hotel ein Fitnessstudio gibt, lasse ich meine Sportsachen zu Hause in meinem Schrank. Ich habe Urlaub, und den werde ich genießen.

Meine Essstörung soll ich auf der Insel lassen, hat der Therapeut gesagt. Irgendwo im Meer soll ich mich von ihr verabschieden, sie davonschwimmen lassen und ohne sie nach Hause fliegen. Der Urlaub ist für mich mehr als nur Entspannung. Er ist ein Abschied und gleichermaßen der Beginn von etwas Neuem. Der Beginn von meinem neuen Leben.

*

Ich sehe mir, gemeinsam mit meiner Mutter und meinem Vater, Fotos an. Bis heute kann ich nicht verstehen, wie ich damals nicht bemerkt habe, dass ich bereits viel zu dünn, schwach und gar nicht mehr attraktiv ausgesehen habe. Wie konnte ich es so weit kommen lassen, meinen Körper so zu quälen und mich beinahe selbst umbringen? Fragen, auf die ich wohl nie eindeutige Antworten haben werde. Aber bei einem bin ich mir sicher: Ich kann mich jetzt auf mich und meinen Körper verlassen. Zahlen spielen für mich keine Rolle mehr. Ich bin immer noch ein wenig stolz auf mich und auf das, was ich geschafft habe. Nun schäme ich mich überhaupt nicht mehr, dass ich einmal krank gewesen bin, und gebe offen zu, dass ich noch sehr auf mich achten muss. Immer wieder gibt es auch heute noch Situationen und bestimmte Auslöser, die mich wieder in diese Richtung drängen, doch ich bin nun stark genug geworden, um mich von der Stimme nicht verleiten zu lassen.

Am liebsten würde ich allen davon erzählen, dass man es schaffen kann, von der Magersucht loszukommen. Ich möchte so vielen wie möglich helfen und laut verkünden, dass es selbst nach so einem Kampf, wie ich ihn mit mir selbst und meinem Umfeld geführt habe, trotzdem realistisch ist, die Magersucht in den Griff zu bekommen! Ohne sie ist das Leben viel unbeschwerter und einfacher.

5. KAPITEL

Aus einer anderen Perspektive

Birtes Mutter erinnert sich

Im Januar wollte Birte einen Sportkurs im Skilaufen absolvieren. Von da an begann sie sich, für mein Empfinden erstmals, ernsthaft mit dem Thema »Gewicht« zu befassen. Sie wollte abnehmen. Ich akzeptierte diesen Entschluss, da es meiner Ansicht nach nicht schaden konnte, wenn sie ein paar Kilos abspeckte. Man hätte sie niemals auch nur annähernd als »dick« bezeichnen können, das wäre völlig falsch gewesen, aber das ein oder andere Pölsterchen konnte schon verschwinden.

Hätte ich damals gleich dagegengesteuert, statt ihre plötzliche Euphorie für Fitness, Inlineskaten und Radfahren zu unterstützen und zu bewundern, wäre unserer Familie vielleicht viel Leid erspart geblieben. Irgendwann hatte sie eine Figur erreicht, zu der jeder sagte, nun müsse aber endlich Schluss mit dem Abnehmen sein.

Als Birte jedoch kein Ende finden konnte, kontaktierte ich unseren Kinderarzt. Zu diesem Zeitpunkt wog sie um die 54 Kilo, und ich wurde darauf hingewiesen, ihr Gewicht bloß weiter im Auge zu behalten und eventuell einen Psychologen zu kontaktieren. Ihr damaliges Gewicht wurde jedoch zunächst noch nicht als gefährlich eingestuft. Birte war für keinen Rat empfänglich, sie fand sich immer noch zu dick und kontrollierte mich beim Kochen permanent. Sie stand ständig bei mir am Herd, um sicherzugehen, was ich kochte, wie viel der einzelnen Zutaten ich dafür verwendete und wie viel Fett ich zum Braten nahm. Für mich wurde das immer unerträglicher und einengender. Vor allem, da die Grenze von 50 Kilo immer näher rückte und ich mich gezwungen sah, einen Therapeuten einzuschalten. Erstaunlicherweise war Birte sogar bereit, sich anzuhören, was der Therapeut ihr sagen würde, beziehungsweise wollte herausfinden, ob er ihr helfen könne. Dort, wo ich einen Wutausbruch erwartet hatte, schien sie sogar erleichtert zu sein.

Ich wusste, dass ihr größtes Problem die Schule war. Sie hatte mehrere gute und enge Freunde, auch ihre besten Freundinnen gingen in denselben Jahrgang wie sie, aber trotzdem hatte sie immer diese Angst, alleine dazustehen. Oft versuchte sie, mir die Hierarchie unter den Schülern, wie sie und einige andere sie empfanden, zu erklären. Demnach war ihr Jahrgang »dreigeteilt«: eine Gruppe von Schülern, die »ganz unten in der Ordnung standen«, dann die »Normalen«, zu denen sie gehörte, und ganz oben war die Gruppe der Schülerinnen und Schüler, die »etwas zu sagen hatten«. Auch ihre Freundinnen haben mir mehrmals bestätigt, dass sie niemals zu der »unteren Gruppe« gehört hätte, niemand grenzte sie aus, aber trotzdem hatte sie diese für mich unerklärliche Angst, nicht dazuzugehören.

In dieser Zeit zog sie dadurch, dass sie plötzlich immer dünner wurde, große Aufmerksamkeit auf sich, sowohl unter den Mitschülern als auch unter den Lehrern. Nur zu Hause und in unserem Freundeskreis durfte keiner erfahren, wie schlecht es ihr ging. Nicht einmal ihre Schwester durfte davon erfahren, so sehr hat sie sich dafür geschämt. Das machte es mir als Mutter noch unerträglicher, denn natürlich wollte und konnte ich auch meine kleine Tochter nicht anlügen, als sie mich immer wieder weinend fragte, was mit Birte los sei und ob sie sterben würde. Sie besuchte die gleiche Schule wie ihre große Schwester und wurde von ihren Mitschülern, die

einige Jahrgänge unter Birte waren, auf ihre große Schwester angesprochen. Trotzdem galt es, vor Birte so zu tun, als wüsste niemand
in ihrem häuslichen Umfeld von ihrer Krankheit. Dieser Zwiespalt,
in dem ich ständig steckte, erdrückte mich langsam. Ich konnte
mein eigenes Kind nicht mehr in den Arm nehmen; ihre ganzen
Knochen zu spüren, zu fühlen, wie nahe sie dem Tod war, konnte
ich nicht ertragen. Auf den ersten Termin beim Therapeuten folgte
der zweite und der dritte – Birte muss gemerkt haben, dass ihr die
Stunden helfen konnten, sodass sie recht schnell gerne und freiwillig zu ihrem Therapeuten ging. Allerdings gab es unter anderem
eine Bedingung, an die die Therapie geknüpft war. Meine Tochter
musste regelmäßig zum Arzt, um sich dort wiegen zu lassen. Diese
zeitweise wöchentlichen Termine waren der Horror. Besonders für
sie. Birte feilschte um jedes Kleidungs- oder Schmuckstück, das sie
nicht ablegen musste; schließlich konnte jedes Teil die Zahl auf der
Waage ein wenig in die Höhe treiben. Sie näherte sich immer mehr
der 45-Kilo-Grenze, bei der ein Klinikaufenthalt unvermeidbar war.

Ich versuchte immer wieder, sie zum Essen zu bewegen, aber
nichts half. Beim Frühstück nahm ich mir die Zeit, mich daneben-
zusetzen, doch sobald ich ihr nur einen Moment den Rücken zu-
kehrte, wusste ich, dass sie alles wieder zunichtemachte. Ich schnitt
ihr Obst und Gemüse klein, damit sie wenigstens etwas zur Schule
mitnahm, auch wenn ich wusste, dass sie es vermutlich nie essen
würde. Mein Mann und ich mussten mit ansehen, wie unser Kind
immer schwächer wurde. Sie kippte einfach um, weil sie für den
normalen Alltag zu diesem Zeitpunkt schon viel zu schwach war.
Wir kauften hochkalorische Shakes, zwangen sie, wenigstens einen
davon zu probieren, wir meinten es nur gut, aber es half nichts. In
dieser Zeit fragten wir uns regelmäßig, ob es noch zu verantworten
sei, sie zu Hause zu behalten, da akute Lebensgefahr für sie bestand.
Doch zu jedem Zeitpunkt, an dem wir das Gespräch auf das Thema
»Klinik« lenkten, reagierte sie wütend und drohte uns sogar damit,
den Kontakt zu uns abzubrechen.

Ihr Tutor war damit beauftragt worden, das Gespräch mit uns, als Eltern, zu suchen. Er schien durchaus erleichtert, als er hörte, dass wir Kenntnis von der Krankheit unserer Tochter und auch schon Maßnahmen ergriffen hatten. Ihr Tutor hat sich massiv für Birte eingesetzt, hat geholfen, ihr den Schulalltag erträglicher zu machen, und der Austausch mit ihm, der aus etlichen Mails bestand, hat mir auch geholfen. Von ihm kam die Idee, dass Birte vielleicht nur noch die für ihr Abitur – das sie unbedingt mitschreiben wollte – relevanten Kurse besuchen sollte. Ich ergriff dieses Angebot als Strohhalm, wurde aber schon sehr schnell auf den Boden der Tatsachen beziehungsweise in die Realität zurückgeholt, als mich die Koordinatorin des Jahrgangs davon zu überzeugen versuchte, Birte solle das Schuljahr wiederholen, sich in einer Klinik »aufpäppeln« lassen, sich so eine Auszeit nehmen. Sie kenne viele Jugendliche, die ja so glücklich und froh aus einer Klinik für Essgestörte zurückgekommen seien und dann das Abitur mit so viel neuer Kraft und besseren Noten bewältigt hätten. Von dem Entgegenkommen, das wir uns erhofft hatten, war in dem Gespräch nichts zu finden. Ein weiteres Jahr Schule war für Birte keine Option, auch von der Möglichkeit, ein Fachabitur zu machen, wollte sie nichts wissen. »Entweder jetzt und in diesem Zustand das Abitur oder gar nicht«, hat sie immer gesagt.

Nachdem ihr mehrere Male schwarz vor Augen geworden war, sie ständig fror und immer weniger wurde, schien sie ins Grübeln zu kommen. Wir arbeiteten Pläne aus, wann sie am besten Kalorien zu sich nehmen könne, wann es ihr leichter fiele, mit welchen Lebensmitteln sie sich arrangieren könne. Gestartet sind wir damals mit einem Plan über 800 Kilokalorien. Für sie war das fast ein Ding der Unmöglichkeit! Sie stand weiterhin am Herd, um mich zu kontrollieren – ich ließ sie abwiegen und berechnen. Anders hätte sie sich gar nicht auf irgendeinen Plan eingelassen. Immer wieder habe ich versucht, ein bisschen zu schummeln, habe in einem Moment, in dem ich wusste, dass sie nicht hinsah, ein wenig mehr

Fett oder andere Lebensmittel verwendet. Wenn es klappte, freute ich mich, es beruhigte mich, dass sie etwas mehr zu sich nahm, als sie selbst wusste. Da, wo sie mich in all den Monaten austrickste, indem sie das Innere der Brötchen wegwarf oder ihre Schulbrote in den Mülleimer schmiss, versuchte ich, immer mehr Kalorien im Essen zu verstecken. Es war schwierig, sicherlich hat es auch nicht zum Erfolg geführt, aber es beruhigte mich. Es gab mir Hoffnung, es irgendwie schaffen zu können. Besonders schlimm war es, als sich die Waage erstmals der 45-Kilo-Grenze näherte. Birte wurde immer gebrechlicher, auch trotz unserer ausgemachten Pläne und meiner Trickserei beim Essen. In dieser Phase kapselte auch ich mich von unseren Freunden mehr und mehr ab. Ich hatte keine Lust auf lustige Beisammensein, auf unsere Motorradtouren oder Kurzurlaube. Auch, wenn jeder Bescheid wusste, konnte ich es nicht ertragen, mit ihnen zusammenzusitzen. Es drehte sich alles nur um Essen und Kalorien. Ich hatte das Gefühl, ich könne nicht mehr während einer Mahlzeit außer Haus sein, denn sonst würde Birte nicht essen. Sie würde die Mahlzeit einfach ausfallen lassen, weil sie niemals allein und von sich aus gegessen hätte.

Erstaunlicherweise brachte sie die Vorklausuren im Winter und die »richtigen« Abiturklausuren im Sommer sehr gut und erfolgreich hinter sich. Sie bekam mehr und mehr Abstand zur Schule und es ging ihr immer besser. Als Anreiz stellt ich ihr eine Reise auf die Kanaren, zum Bräunen für den Abiball, in Aussicht, wenn sie bis dahin ein bestimmtes Gewicht erreicht habe. Allerdings musste ich ziemlich schnell feststellen, dass dieses Ziel in drei Monaten kaum zu erreichen war; deshalb setzte ich das »Reisegewicht« um ein paar Kilo herunter. Gerade so viel, dass es zu schaffen war. Ich merkte, dass sie wollte, aber auch, dass sie immer mehr in einen Zwiespalt geriet: Auf der einen Seite war da der Wunsch, in den Urlaub zu fahren, auf der anderen ihre Krankheit. Wir erhöhten die Kalorienmengen wöchentlich, sodass sie langsam und kontrolliert zunahm. Ich war heilfroh, als sie es tatsächlich in dem Zeitraum geschafft hat. Wir hatten Halbpension gebucht, und sie hatte für ihre Verhältnisse gut gegessen, sodass ich beruhigt sein konnte. Wir hatten eine wunderschöne Woche für uns, die uns beiden sehr gutgetan hat. Von da an ging es stetig bergauf. Das Abitur und damit die gesamte Schulzeit lagen hinter ihr, und das eine Jahr, in dem sie ausprobieren sollte, in welche Richtung sie später beruflich gehen wollte, lag vor ihr. Zunächst sollte sie sich ganz von dem Schul- und Abistress erholen und gesund werden; das war uns als Eltern für dieses Jahr Auszeit am wichtigsten.

Merkwürdigerweise entwickelte Birte, die, obwohl sie körperlich als gesund galt, immer noch Kalorien zählte, für manche Lebensmittel besondere Vorlieben. So gab es von nun an jeden Abend eine »Eisparty«, bei der die ganze Familie nach dem Essen am Tisch blieb und Eis aus 1-Liter-Behältern zu sich nahm. Nicht sehr ästhetisch für Außenstehende, aber lebenswichtig für Birte, denn Eis war komischerweise die einzige Speise, die sie essen konnte, ohne dabei sich selbst gegenüber ein schlechtes Gewissen wegen der unzähligen Kalorien zu bekommen. Es war für sie besonders wichtig, dass sie eben nicht genau sehen konnte, wie viel sie zu sich nahm, dass sie aus »dem Ganzen« aß. Wir bemerkten, dass ihr das wesentlich leichter fiel, als eine feste Portion vor sich zu haben. Dieses abendliche Ritual, das in unserem Haushalt beinahe schon zur Tradition geworden war, haben wir erst seit kurzer Zeit abgelegt.

Heute darf Birte wieder Sport machen – ich achte zwar genau darauf, aber sie ist inzwischen 18 Jahre alt; sie hat einiges dazugelernt und wird ihrem Körper so etwas sicherlich nie wieder antun. Ich versuche zwar, etwas mehr an mich zu denken, aber trotz allem ist die Angst da, dass alles noch einmal von vorn losgehen könnte. Ich versuche, diese Angst zu verdrängen, und hoffe, dass Birte ihren Weg finden wird. Zur Zeit sieht zum Glück alles danach aus.

Ob der Weg, den wir gegangen sind, der richtige war, weiß ich nicht. Ich möchte auch keinem raten, so zu handeln, wie wir es getan haben. Jede Familie muss für sich selbst entscheiden, ob das zu schaffen ist. Wir hatten damals großes Glück, bei uns ist es gut gegangen, obwohl in der schlimmsten Zeit die Einweisung in eine Klinik wie ein Damoklesschwert über uns hing.

Birtes Freundinnen erinnern sich

Dass Birte mit ihrem Äußeren unzufrieden war, wussten wir schon, bevor es auch für andere derart deutlich wurde. Damals hatte sie allerdings noch keine Motivation, irgendetwas daran zu ändern. Schon Monate, bevor sie für alle offensichtlich an Magersucht erkrankt ist, hat sie sehr darauf geachtet, ihre Figur so gut es ging zu kaschieren, hat uns ständig gefragt, ob ihre Oberteile zu eng seien, sie zu dick sei oder ob sie solche Klamotten überhaupt anziehen könne. Auf Fotos sieht man sie nur mit einer Hand vor ihrem Bauch, sie wollte ihn so verdecken. Am Anfang der Sommerferien, also sogar noch kurz bevor Birte von ihrer Krankheit so richtig »in Besitz« genommen wurde, sind Franziska und sie abends ausgegangen. Schon in dieser Nacht hat sie davon erzählt, dass sie ein schlechtes Gewissen bekäme und nicht einschlafen könne, wenn sie vorher nicht genau die Kalorien, die sie den Tag über zu sich genommen hat, dokumentiert und zusammengerechnet hat. Damals haben wir aber alle noch gedacht, sie mache eine harmlose Diät, denn dass sie schon so krank war, haben wir nicht geahnt.

In den Sommerferien haben wir kaum etwas zusammen unternommen, weil einfach keine Zeit war. Umso erschrockener waren wir, als wir sie nach den Sommerferien das erste Mal wiedergesehen. Sie hatte extrem abgenommen, sie wirkte fast dürr und zerbrechlich. Doch sie war stolz auf sich, betonte ihre Figur noch zusätzlich mit engen Oberteilen, und man merkte, dass sie die Aufmerksamkeit, die sie plötzlich für ihren starken Gewichtsverlust bekam, genoss. Irgendwann fing sie an, in eine eigene Umkleide zu gehen, sie wollte sich keine mehr mit uns teilen, denn sie wollte nicht, dass wir sahen, wie dünn sie wirklich war. Sie hat sich mehr und mehr zurückgezogen und war schnell von Kleinigkeiten genervt. Sie hat extrem viel Kaugummi gekaut, wir haben sie kaum noch ohne gesehen. Aber etwas Richtiges gegessen hat sie nicht mehr. Wenn wir sie haben essen sehen, dann hat sie höchstens ein bisschen Gemüse zu sich genommen, wahrscheinlich, um den größten Hunger vorerst zu stillen. Kimberly und sie waren im selben Englischkurs. Nach der Stunde hat Birte meistens getrödelt, bis sie die Letzten im Raum waren. Dann hat Kimberly oft beobachtet, wie sie ihr Brot in den Mülleimer neben der Tür geschmissen hat. Sie hat versucht, es möglichst heimlich zu machen, aber wir haben alle schon befürchtet, dass mehr hinter dieser angeblichen »Diät« steckt, und haben sie deshalb genauer beobachtet als vorher. Sogar in den Stunden hat sie unterm Tisch im Taschenrechner ihres Handys oft nachgerechnet, was sie an Kalorien noch essen darf und was sie schon zu sich genommen hat; damit hat sie sich, mit Unterbrechungen, fast die ganze Stunde beschäftigt. Sie hat sich ständig um die Oberschenkel und Handgelenke gefasst, und immer dann, wenn sie merkte, dass wir das mitbekommen haben, hat sie so getan, als würde ihre Uhr sie stören oder als würde sie sich nur auf ihre Hände setzen wollen. Sie hat immer versucht, sich so zu verhalten, dass wir so wenig Verdacht wie möglich schöpfen.

In den Mittagspausen sind wir oft zu viert zu einem Supermarkt, der nur knappe zehn Minuten Fußweg von unserer Schule entfernt ist, gelaufen. Auch wenn wir wussten, dass uns das viele Nerven kosten würde, haben wir immer wieder nachgegeben und sind mitgekommen. Sie hat es nie geschafft, dabei eine Entscheidung zu treffen. Ständig war sie hin- und hergerissen, ob sie nun etwas kaufen solle oder nicht, was sie kaufen solle oder ob sie vielleicht weitersuchen solle, ob es etwas gab, was weniger Kalorien hat. Am Ende haben wir sie dann mehr oder weniger zwingen müssen, endlich etwas zu kaufen, denn alleine hätte sie sich wahrscheinlich sowieso nicht überwinden können. Im Winter 2014 trug sie das erste Mal keine Stiefel; die Jahre davor hatte sie fast nur Stiefel getragen. Wir haben gehofft, die Tatsache, dass ihre Beine für den normalen Schaft viel zu dünn sind, würde sie vielleicht wachrütteln, aber trotzdem wurde sie immer dünner und dünner ... Zur Schule kam sie nur noch mit dem Fahrrad, in ihrer Freizeit ging sie ins Fitnessstudio. Sie zog sich mehr und mehr zurück. Die Einzige, die in dieser Zeit noch an sie herankam, war Meike. Mit Meike hat sie gesprochen, hat ihr erzählt, wie schlecht es ihr wirklich geht. Wir anderen beiden haben uns da oft ausgeschlossen gefühlt, wir wussten nicht, ob sie uns bewusst nichts erzählen wollte oder ob sie einfach nicht konnte.

In der Schule wurden nun auch wir immer öfter angesprochen, doch wir wussten ja selbst nicht so recht, was mit ihr los war. Außer Meike wusste anscheinend niemand, warum es ihr so schlecht ging. Aber wir hatten einfach große Angst, Birte darauf anzusprechen. Wir wollten sie nicht verletzen, sie sollte sich nicht noch mehr zurückziehen, wir hatten einfach Angst, mit ihr darüber zu reden. Deshalb sind wir irgendwann zu der Beratungslehrerin unserer Schule gegangen. Es tat gut zu wissen, dass man irgendetwas tut, auch wenn uns das Gespräch kaum neue Erkenntnisse gebracht hat. Irgendwann haben wir uns überwunden und mit ihr geredet. Bei diesem Gespräch haben wir viel geweint, es gab zwischen uns so viele Missverständnisse, und jeder hat diese Situationen anders aufgefasst und anders verstanden. Von diesem Zeitpunkt an ist unser Verhältnis wieder besser geworden. Wir haben gelernt, miteinander zu sprechen, dem anderen zu sagen, was einen stört, was einen beschäftigt und über was man gerne reden würde.

Wir gehen miteinander nun viel offener um, auch wenn wir uns durch Ausbildung und Studium bedingt nicht mehr so viel sehen können wie früher. Wir waren erleichtert, dass Birte ganz anders reagiert hat, als wir es erwartet hatten; man hatte uns davor »gewarnt«, eine Magersüchtige auf ihr Verhalten anzusprechen: Man würde abgewiesen oder angezickt werden oder der Kontakt würde ganz abbrechen. In unserem Fall traf davon zum Glück gar nichts zu. So konnten wir Birte nach und nach ein kleines Stück helfen, wieder gesund zu werden und zur Normalität zurückzukehren.

Meike denkt zurück

Einen Zeitpunkt, wann Birtes »Problem«, wie sie es immer genannt hat, genau angefangen hat, kann ich nicht genau benennen. Es war ein schleichender Prozess, der immer mehr Besitz von ihr ergriff, und je mehr Zeit verstrich, desto deutlicher konnte man es Birte auch anmerken, nicht nur äußerlich, sondern auch ihr Charakter veränderte sich. Angefangen hat es mit einer normalen Diät, gegen die an sich erst einmal nichts sprach. Birte hat, seit ich sie kenne, eine andere Statur als ich. Ich gehörte immer zu den Kleinsten und Zierlichsten. Birte eher zu den Großen und Gutgebauten, wobei ich sie nie (wirklich nie!!!) als irgendwie dick oder pummelig gesehen habe. Umso erschreckender war es für mich, als sie irgendwann ihre Klamotten kleiner kaufen musste als ich.

Vor den Sommerferien war es für mich noch eine ganz normale Diät, wobei ich auch diese als überflüssig empfand. Da hat sie schon viel Sport gemacht, aber sie war noch sie selbst und kein völlig von der Sucht gesteuertes »Wesen«. In den Sommerferien haben wir uns kaum gesehen, denn erst war sie mit ihrer Familie im Urlaub, dann ich. Nach den Ferien war ich über ihr Aussehen völlig schockiert.

Ich habe mich lange nicht getraut, sie darauf anzusprechen, weil ich Angst hatte, sie zu verletzen, oder dass sie so reagiert, wie es oft im Internet stand: abweisend, sauer, traurig oder dass sie alles ab-streiten würde. Genau diese Reaktion wollte ich nicht hervorrufen beziehungsweise provozieren. Aber andersrum wollte ich endlich wissen, was mit ihr los ist, warum sie sich immer mehr zurückzieht und weniger denn je mit Freunden unternimmt. Es haben mich auch noch andere auf Birte angesprochen, was denn mit ihr los sei und dass sie so traurig aussehe – das mochte ich ihr aber anfangs auch nicht sagen. Ich wollte, so dramatisch es heute klingt, unsere Freundschaft nicht aufs Spiel setzen, denn dazu war und ist sie mir zu wichtig. Immerhin kennen Birte und ich uns seit dem Kindergarten. Als ich mir dann aber einen Ruck gab und sie ansprach, kam es mir vor, als sei sie sehr erleichtert, endlich mit jemandem darüber sprechen zu können. Seit dem Zeitpunkt ist unsere Freundschaft noch fester geworden. Auch wenn ich mich oft hilflos und mit der Situation überfordert gefühlt habe, habe ich gemerkt, dass es ihr besser geht, wenn sie mit jemandem reden kann, der für sie da ist. Sie hat sich nach und nach mehr geöffnet und sich mir anvertraut. Wie schlimm es ihr damals aber wirklich ging, habe ich eigentlich erst jetzt, wo es ihr besser geht und es ihr leichter fällt, darüber zu sprechen, so richtig realisiert, aber auf der Fahrradtour hatte ich schon eine Ahnung.

Mir war schon ein bisschen mulmig dabei, weil gerade ich der Auslöser für die Tour war, da meine Eltern mich nicht in den Nachbarort bringen wollten und ich also Fahrrad fahren musste. Ohne drüber nachzudenken habe ich Birte gefragt, ob sie nicht vielleicht noch in die Stadt muss und Lust hat, mich ein Stück zu begleiten. Damit, dass sie aber einen so großen Umweg in Kauf nimmt, hatte ich nicht gerechnet. Schließlich hat sie mich dann bis zu Ende begleitet und hat zusätzlich noch einen anderen (längeren) Weg zurück genommen. Unterwegs haben wir über alles Mögliche gesprochen, aber als Birte mich irgendwann gefragt hat, welche Hosengröße ich trage, hatte sie ganz plötzlich total gute Laune. Das hat mich schon gewundert. Erst als ich sie dann explizit nach ihrer gefragt habe, hat sie mir ihre auch gesagt. Da war ich wirklich geschockt, denn sie hatte auf einmal (in sechs Wochen Sommerferien) zwei Nummern kleiner bekommen als ich! Aber sie fand das überhaupt nicht schlimm! Sie fand es sogar gut … diese Tatsache hat mir sehr deutlich gemacht, dass sich dringend etwas ändern musste. Ihre ganzen Proportionen stimmten nicht mehr, aber das wollte ich ihr nicht sagen, ich wollte ihr nicht wehtun. Aber was mir am meisten zu denken gab, war, dass dort, wo eigentlich der Po ist, kaum noch etwas war. Ich habe mich gefragt, wie sie überhaupt noch so lange in der Schule auf den harten Holzstühlen sitzen konnte. Sie hat mir auf der Fahrradtour erzählt, dass sich ihre Beine anfühlen wie Pudding – für mich völlig logisch, bei dem Tempo, das sie täglich beim Radfahren vorlegte, noch zusätzlich zu dem anderen Sportprogramm jeden Tag – für sie nur ein Zeichen ihrer Stärke und Disziplin.

Ich habe einfach nur gehofft, dass sie endlich aufhört mit dem Abnehmen und sich so nimmt, wie sie ist und wie sie früher war. Dass es ihr egal ist, welche Zahl morgens, mittags, abends und zwischendurch auf der Waage steht.

Aber vor allem habe ich gehofft, dass sie wieder lachen kann, ohne dass man ihr anmerkt, dass ihr eigentlich nicht zum Lachen zumute ist.

Heute bin ich froh, dass sie es geschafft hat. Dass sie wieder gesund und fast die Alte ist. Wir genießen es, Eis essen zu gehen oder ausgiebig zu frühstücken. Man merkt ihr heute kaum noch etwas davon an, dass es ihr noch vor einem Jahr so schlecht ging. Unsere Freundschaft hat sich durch ihre Krankheit nur noch mehr gefestigt. Wir wissen nun, dass wir gegenseitig füreinander da sind und jeweils auf den anderen vertrauen können.

Birtes Tutor erinnert sich

Ich lernte Birte kennen, als sie die siebte Klasse besuchte. Ich war das erste Mal Klassenlehrer und Birte eigentlich gar nicht in jener Klasse, die ich über zwei Jahre begleiten sollte. Sie war einer Parallelklasse zugeordnet worden, aber damit gar nicht einverstanden, waren doch ihre Freundinnen in »meiner« Klasse. Mit einer gewissen Hartnäckigkeit und Beständigkeit und vermutlich durch die Hilfe ihrer Eltern gelang es Birte dann doch, dass sie in ihrer Wunschklasse unterkam und ich für zwei Jahre ihr Klassenlehrer wurde.

In diesen Jahren nahm ich Birte als angenehmes, aufmerksames, aber auch eher zurückhaltendes Mädchen wahr. Im kleinen Freundeskreis jedoch war sie durchaus aufgeweckt und – alterstypisch – »kicherig«. Sie war verlässlich und verbindlich, sie schrieb sehr gern, was ich als Deutschlehrer naturgemäß zu schätzen wusste. Nach zwei Jahren als Klassenlehrer gab ich die Klasse regulär ab. Die weiteren Schritte Birtes nahm ich nur aus großer Ferne wahr. Es gab die typischen flüchtigen Begegnungen im Schulhaus, aber es konnte nicht von einer wirklichen Begleitung die Rede sein, die es einem ermöglicht, die Entwicklung eines Schülers intensiv zu beobachten, um dann vielleicht etwas früher Dinge erkennen zu können … Aber vielleicht ist das eine Sichtweise, die durch das bestimmt ist, was dann folgen sollte.

Zu Beginn des Schuljahres 2014/2015 freute ich mich sehr, als ich Birte dann in meinem Deutschleistungskurs »richtig« wiedersah. Gemeinsam mit 22 anderen jungen Frauen saß sie in diesem Kurs, der ihre Tutorengruppe werden sollte und zu dem auch ein zusätzlicher zweistündiger Theaterkurs gehörte, dessen Ziel eine Theateraufführung war. Dass sie in meinem Deutsch-Leistungskurs saß, verwunderte mich nicht, aber dass sie sich auch das Theaterseminar ausgesucht hatte, irritierte mich dann doch, denn Birte war keine, die wirklich aus sich herausging.

In der Folge nahm ich Birte im elften Jahrgang zunächst so wahr wie bereits in der siebten und achten Klasse. Sie war zurückhaltend, vielleicht sogar noch etwas zurückhaltender als zuvor, vielleicht auch etwas ernster als zuvor, und es gab wenige offensichtliche Vertraute im Kurs, mit denen ich Birte sah. Aber vielleicht sollte man an dieser Stelle innehalten und relativieren: Zu Beginn eines

Schuljahres muss man in kürzester Zeit unglaublich viele junge Persönlichkeiten kennenlernen und sich auf sie einstellen, sodass man mitunter Fehleinschätzungen unterliegt. Die Aufmerksamkeit richtet sich oft auf die Schülerinnen und Schüler, welche diese durch ihr Wesen stärker einfordern, oder auf jene, die man noch nicht kennengelernt hat. Man ist froh über die, die man bereits als Schüler unterrichtet hat, da man schon etwas mehr über sie weiß, und vielleicht ist genau dadurch die Konzentration auf ebensolche Schüler nicht so groß, sodass man alte Annahmen einfach übernimmt. In den von Birte besuchten Kursen gab es einige Charaktere, denen mein besonderes Augenmerk galt und die mich als Lehrer stärker gefordert haben, sodass ich – und das sei offen eingestanden – auch über jede stille, unauffällige Schülerin, über die man sich nicht über Gebühr Gedanken machen musste, erfreut war. Der Grundgedanke, der auch diesen Ausführungen zugrunde liegt, ist natürlich die Überlegung, ob man als Lehrer früher hätte aktiv werden können.

Natürlich war Birte in der Zwischenzeit von Klasse acht bis elf zu einer jungen Frau gereift, aber Auffälligkeiten bezüglich des Gewichtes oder Ähnlichem fielen mir zu Beginn des elften Jahrganges nicht auf. Dass sich Kleidung, Frisuren, Figuren verändern, ist ein natürlicher Prozess.

Ich weiß nicht mehr, zu welchem Zeitpunkt ich wahrgenommen habe, dass Birte extrem an Gewicht verloren hatte. Erst bei der nachträglichen Spurensuche erkennt man irritierende Anzeichen und wundert sich über die eigene Naivität. Birte erzählte beispielsweise einmal auf Nachfragen im Rahmen eines gemeinsamen Klassenfrühstücks oder einer anderen Gelegenheit, bei der die Klasse miteinander speiste, dass sie versuchen würde, sich zuckerfrei zu ernähren. Das fand ich ziemlich imponierend, zielstrebig und konsequent, und ich dachte mir nichts weiter dabei, denn bewusste Ernährung ist heute keine Seltenheit mehr. Diese Art der Ernährung hatte ich nur eben noch nie vernommen. Heute würde ich denken, dass diese Erklärung von ihr eine perfekte und für die Mehrheit plausible Begründung war, weshalb man nicht alles mitaß, was von den anderen gegessen wurde.

Das Hauptproblem in meiner Begegnung mit der Magersucht einer Schülerin bestand für mich als Lehrer darin, dass dieser Krankheit ein so schleichendes Element innewohnt. Man lässt sich nur allzu gern täuschen, schließlich gewöhnt sich das Auge sehr sukzessive an die Veränderungen, vor allem, wenn man sich nicht jeden Tag sieht. Erst am relativen Ende des Abmagerungsprozesses wird man stutzig, weil man dann das Gefühl hat, dass jemand nicht mehr gesund aussieht. Eine radikale Veränderung des Haarschnitts ist eben einfacher wahrzunehmen als eine Veränderung, die sich über mehrere Wochen und Monate erstreckt. Dadurch hat man immer das Gefühl, zu spät agiert zu haben. Dazu kommt noch, dass in unserer Zeit der Körper eine so zentrale Rolle spielt, dass man es sehr lange akzeptiert, wenn jemand behauptet, nur auf seinen Körper zu achten. Aber vielleicht ist das auch eine kleine Ausflucht, um sich nicht eingestehen zu müssen, dass man früher hätte intervenieren müssen. Während ich diese Zeilen schreibe, ist diese Frage wirklich immer virulent.

Ich habe zu dieser Zeit oft an meine eigene Schulzeit denken müssen, in der eine meiner Mitschülerinnen in Klasse 9 / 10 ebenfalls an Magersucht erkrankte. Schon damals war es so, dass meine männlichen Mitschüler und ich zunächst kaum ernsthaft davon Notiz nahmen, sondern erst in einer extremen Phase die deutlich zu Tage getretenen Veränderungen wahrnahmen. Die Mitschülerinnen meiner Klasse waren deutlich sensibler und sprachen die Problematik mit der Klassenlehrerin und in der Klasse – bei Abwesenheit der erkrankten Schülerin – an, um über mögliche Hilfestellungen nachzudenken.

Und so ähnlich verhielt es sich auch zu Birtes Schulzeit: Zu einer Zeit, als auch ich angesichts ihrer Figur allmählich unruhig wurde – ich weiß beim besten Willen nicht mehr, wann das war, aber ich glaube, dass wir schon ein Schuljahr miteinander geteilt hatten –, kamen zwei Mitschülerinnen aus meinem Leistungskurs zu mir. Es waren nicht einmal jene, die ich dem engeren Umfeld Birtes zugeordnet hätte, aber sie bekundeten nicht nur ihre Sorgen, sondern auch jene des ganzen Kurses und baten mich, das Gespräch mit Birte zu suchen. Wenige Tage später kam auch eine Kollegin auf mich zu, um mir ebenfalls ihre Sorgen in Bezug auf Birtes Figur und ihr dramatisches Abnehmen mitzuteilen. Nach einer so langen Phase des Abnehmens von Birte sprachen mich also innerhalb weniger Tage mehrere Menschen unabhängig voneinander auf diese Problematik an. Zum einen ist das lange Warten wohl durch eine gewisse Diskretion und Zurückhaltung zu erklären: Man möchte niemanden auf ein zumindest teilweise tabuisiertes Thema ansprechen, das ja unter anderem durch seine Körperbezogenheit ein sehr privates ist. Zum anderen ist es vielleicht aber auch auf den oben angesprochenen schleichenden Prozess zurückzuführen.

Nach diesen beiden Gesprächen war ich extrem unsicher. Ich wusste, dass ich unbedingt mit Birte würde sprechen müssen. Aber dennoch hatte ich extremen Respekt davor. Respekt davor, überhaupt ein so privates Thema anzusprechen, Respekt davor, dem Gespräch nicht gewachsen zu sein, denn ein solches ist alles andere als alltäglich. Natürlich war mir bewusst, dass es keine Alternative geben würde und dass es wichtig war, Birte auf ihre Krankheit anzusprechen, und dennoch fragte ich mich, was das konkret bringen würde. Schließlich – davon ging ich zumindest aus – wird Magersucht von den Betroffenen selbst nicht unbedingt als Problem wahrgenommen.

Eines steht für mich aus heutiger Perspektive aber fest. Die Gespräche mit den beiden Schülerinnen und meiner Kollegin sorgten letztlich trotz aller Ohnmacht und Unsicherheit dafür, dass ich den festen Entschluss fasste, so schnell wie möglich mit Birte zu sprechen. Ohne die Bestärkung oder den Appellationscharakter, der sich aus diesen Gesprächen ergab, hätte ich womöglich doch noch länger gezögert, das Gespräch mit ihr zu suchen.

Schließlich stellte sich die Frage, welche Gelegenheit denn günstig für ein solches Gespräch sein könnte. Wenig sensibel wählte ich, wenn ich mich richtig erinnere, eine Notenbesprechung. Das war zumindest ein zwischen Lehrer und Schülerin normaler Kontext, und er gab mir die Sicherheit, zunächst ein paar schulische Belange zu besprechen, ehe ich das Unvermeidliche thematisieren musste. Aber ich bin nicht mehr ganz sicher, ob es tatsächlich die Notenbesprechung war ... Viel stärker sehe ich die Örtlichkeit vor meinen Augen, an der ich mit Birte sprach: vor der mit einer Glasscheibe versehenen Tür des Kursraumes im zweiten Obergeschoss der Schule, auf türkisfarbenen Bänken.

Was mich im Rahmen des Gespräches erstaunte, war, dass Birte sehr offen mit dem Problem umging. Das erleichterte und irritierte mich zugleich. Ich musste ihr nicht erklären, dass sie da etwas Falsches tat und dass sie einem falschen Schönheitsideal aufgesessen war. Birte war viel reflektierter. Es ging letztlich gar nicht (mehr?) um ein Schönheitsideal, sondern – so war mein Eindruck – um das Gefangensein in einem Teufelskreis, das sie mir schilderte. Sie sprach offen über ihr Gewicht, über schulische Sorgen und Zweifel, wobei sie in meinen Fächern nie ernsthaft gefährdet war, sondern eben »nur« ihr Potenzial nicht ausschöpfte, was ich aber eher auf ihre ruhige Art zurückgeführt hatte. Birte erzählte mir – und das beruhigte mich –, dass sie mit ihren Eltern offen über ihre Krankheit sprach und sie nach einer Lösung suchten.

Der schulische Kontext brachte es mit sich, dass ich gemeinsam mit ihr überlegen musste, wie es angesichts der bedrohlichen Situation – ich meine, Birte erzählte mir, dass sie kurz vor der Einweisung in ein Krankenhaus stand, weil der Gewichtsverlust beinahe lebensbedrohlich wurde – mit der Schule weitergehen könne. Sie verwies auf Konzentrationsschwierigkeiten und erklärte, welche körperlichen Anstrengungen die Schule für sie mit sich brachte.

Birte hatte sich trotz aller Schwierigkeiten fest in den Kopf gesetzt, gemeinsam mit ihrem Jahrgang das Abitur absolvieren zu wollen. Sie wollte sich nicht ausruhen und schonen, um ein Jahr später ihr Abitur nachzuholen. Da war wieder der Dickkopf, den ich schon aus Klasse 7 kannte ...

Natürlich haben wir über mögliche Entlastungsmöglichkeiten nachgedacht, die sich zum Teil jedoch sehr schwierig gestalteten: Eine Möglichkeit der Entlastung hätte darin bestanden, den Nachmittagsunterricht auszusetzen, damit Birte ab Mittag zu Hause sein konnte. Denn in dieser Zeit sollte Birte, so hat sie es erzählt, kontrolliert essen, um nicht noch weiter Gewicht zu verlieren. Eine andere kreative Idee bestand darin, für eine gewisse Zeit nur in den Prüfungsfächern den Unterricht zu besuchen. Letztlich weiß ich gar nicht mehr, welche Lösung mit der Schulleitung und der Oberstufenkoordination gefunden wurde. Aber ich weiß noch, wie besorgt die verantwortlichen Personen angesichts des eisernen Willens Birtes waren, das Abitur noch in jenem Durchlauf zu absolvieren – komme, was da wolle.

Für mich persönlich ergab sich eine besondere Situation aus dem Umstand, dass Birte auch in meinem Theaterkurs war und Teil der nächsten Aufführung sein sollte. In der Folge sollten etliche Probenwochenenden stattfinden, um das im Kurs erarbeitete Stück auf die Bühne zu bringen. Die »Beichte« Birtes führte natürlich dazu, dass wir auch in dieser Hinsicht über Entlastung nachdenken mussten. Es war mir sofort klar, dass sie an den Probenwochenenden nicht würde teilnehmen können. Unter anderem hätte das kontrollierte Essen nicht so stattfinden können wie zu Hause. Deshalb bot ich ihr an, ihre Rolle innerhalb des Stückes aufzugeben, was sie nach einigen Tagen Bedenkzeit annahm.

Da wir ein Krimidinner aufführen wollten, wünschte ich mir, dass Birte in der Folge den kulinarischen und gestalterischen Teil des Theaterprojektes mitorganisieren sollte, für den sie nicht unbedingt an den Wochenendproben teilnehmen musste, wodurch sie insgesamt etwas flexibler war. Eine wirkliche Schonung – wie ich mir das für Birte erhofft hatte – ging mit der Übernahme dieses Teils nicht einher, weil ich ihren Charakter unterschätzt hatte. Sie wollte ihre Aufgaben besonders gut erledigen und den anderen im Engagement nicht nachstehen. Sie wollte ein integraler Teil des Projektes sein, so wie sie sich auch schon als Teil des gesamten Abiturjahrganges sah. Als ich letztlich am Tage des Krimidinners sah, wie generalstabsmäßig Birte und ihre Mutter die Aula unserer Schule für das Krimidinner ausstaffierten und dekorierten, und mir klar wurde, wie viel Vorbereitung auch zu Hause investiert worden war, da war ich unglaublich gerührt. Gerührt von der elterlichen Unterstützung und vor allem gerührt von Birtes unbändigem Willen. Genau diese beiden Aspekte sind es wohl, die meiner Einschätzung nach letztlich entscheidend dazu beigetragen haben, dass Birte die Krankheit überwinden konnte.

Interview mit Götz Schwope, analytischer Kinder- und Jugendlichenpsychotherapeut

Götz Schwope arbeitet seit 1999 als Kinder- und Jugendlichenpsychotherapeut in eigener Praxis und hat sich mit mir über das Krankheitsbild der Anorexie und deren Behandlungsmöglichkeiten unterhalten.

Sie haben bei unseren Gesprächen des Öfteren vom Weg und vom Trampelpfad erzählt. Wie kann man dieses Bild auf die Magersucht anwenden?
Das Bild vom Trampelpfad verwende ich häufig, wenn ich veranschaulichen will, wie unser Gehirn lernt. Unser Gehirn liebt offenbar Gewohnheiten. Alles, was wir regelmäßig tun, lernt unser

Gehirn. Wir sind also nicht diejenigen, die wir sein wollen, sondern das, was wir tun. Im Sinne der Hebbschen Lernregel (»Cells that fire together, wire together«) kann man sich das mit dem Lernen (zum Beispiel von Problemmustern, Gewohnheiten) so vorstellen, als würde man durch hohes Gras laufen: Zuerst sind da, von außen gesehen, nur ein paar platt getretene Halme (das heißt, es geht noch nicht so schnell), erst durch mehr- und vielfaches Laufen des Weges wird daraus ein Trampelpfad und dann nach und nach ein fester Weg (das heißt, jetzt geht es schneller, wie beim Fahrradfahren, man braucht nicht mehr darüber nachzudenken, »es passiert ganz unwillkürlich!«).

Wenn Patienten statt eines problemhaften Essverhaltens etwas Neues, Sinnhaftes lernen wollen, braucht es Erfahrung, viel Verständnis, Mitgefühl und Geduld. Alte Gewohnheiten, selbst wenn es Problemmuster sind, wurden durch wiederholtes Erleben fest im Gehirn verankert und entsprechend optimiert (das heißt, die laufen quasi ganz schnell und unwillkürlich ab). Deshalb kriegt man die auch nicht einfach durch Nachdenken oder Einsicht weg (wenn man einmal das Fahrradfahren gelernt hat, kann man es nicht mehr verlernen, aber man kann etwas Neues lernen).

Im therapeutischen Prozess und im wechselseitigen therapeutischen Beziehungsgeschehen werden die Problemmuster im Zusammenhang mit der Lebensgeschichte kontextbezogen verstanden und gewürdigt, im Sinne von kompromisshaften Lösungsstrategien (allerdings mit einem hohen Preis). Störungen beziehungsweise Symptome werden grundsätzlich als Botschafter von Bedürfnissen verstanden, auf die bisher aber nicht adäquat oder nur sehr einseitig geantwortet wird beziehungsweise wurde. In einem weiteren Schritt ergibt sich für die Patienten dann natürlich auch die Aufgabe, etwas Neues (Sinnhaftes) zu lernen, stimmiger und vielseitiger auf die unterschiedlichen Bedürfnisse zu antworten, und das braucht eben Zeit und Geduld – im Sinne von: schwer, aber machbar; leicht gesagt, aber nicht einfach.

Können Sie kurz erläutern, wie man ein Psychotherapeut wird?
Zurzeit gibt es unterschiedliche psychotherapeutische Berufe. Man unterscheidet zwischen dem Psychologischen Psychotherapeuten (PP), dem Kinder- und Jugendlichenpsychotherapeuten (KJP) und dem Ärztlichen Psychotherapeuten. Voraussetzung zur Ausbildung zum Psychologischen Psychotherapeuten sind ein Master beziehungsweise Diplom in Psychologie; zum Kinder- und Jugendlichenpsychotherapeuten ein Master beziehungsweise Diplom in Sozialpädagogik / Sozialer Arbeit, Pädagogik oder Psychologie; zum Ärztlichen Psychotherapeuten ein Medizinstudium. Daran anschließend erfolgt eine drei- bis fünfjährige theoretische und praktische Ausbildung an einem staatlich anerkannten Weiterbildungsinstitut. Die Ausbildung endet mit einem Staatsexamen und der Approbation. Der KJP darf Kinder, Jugendliche und junge Erwachsene bis zum vollendeten 21. Lebensjahr behandeln.

Verfolgen Sie bestimmte Strategien bei der Arbeit mit magersüchtigen PatientInnen?
Als Erstes frage ich mich für gewöhnlich, was jeden einzelnen Patienten zu mir führt, woher er kommt und *wofür* genau er mir einen Auftrag gibt. Parallel dazu beschäftigt mich die Frage, was die optimalen Bedingungen für diesen Patienten wären, um in eine zieldienliche äußere und innere Kooperation zu kommen. In der psychodynamischen Psychotherapie beschäftigen sich die Patienten und ich uns insbesondere mit den unbewussten / unwillkürlichen Prozessen, die in der Regel stärker und effektiver sind als das »wollende, rationale ICH«. Eine Grundannahme von mir ist, dass Realitäten von unserem Gehirn offensichtlich überwiegend unbewusst konstruiert (Konstruktivismus) werden. Wenn zum Beispiel bei einem Spaziergang bei sommerlicher Hitze auf einmal ein Badeteich auftaucht, reagieren viele Menschen mit dem Bedürfnis, »da muss ich hin, da muss ich rein«. Und wenn sie dann in den Teich gehen, um sich zu erfrischen, könnten sie feststellen, dass es

das »frischste, klarste, beste Wasser ist, das sie je gesehen haben«, und sie erfrischen sich beim Baden. Wenn die Badenden dann zufällig jemanden am Ufer stehen sehen, laden sie ihn vermutlich ein, ins Wasser zu kommen, und werben für das frischste, klarste und beste Wasser. Zum Erstaunen der Badenden sagt derjenige am Ufer jedoch: »Keine zehn Pferde bekommen mich in den blöden Teich.« Die Badenden reagieren dann womöglich mit Unverständnis darüber, warum man sich bei solch einer Hitze nicht abkühlen will. Das, was sie allerdings nicht wissen, ist, dass derjenige am Ufer als Kind beinahe ertrunken wäre und deshalb mit Panik auf Teiche reagiert. Das heißt, dass sein Gehirn aus dem Teich unwillkürlich etwas ganz anderes konstruiert – sozusagen ein spontanes albtraumartiges Erleben erzeugt, das, bezogen auf seine individuellen Lebenserfahrungen, aber etwas sehr Stimmiges ist. Die Antwort auf die Frage nach dem wirklichen, wirklich wirklichen Teich ist also davon abhängig, welche Lebenserfahrungen die Patienten gemacht haben. Deshalb ist die Evaluation der Lebensgeschichte ein zentraler Bestandteil von Psychotherapie, aus der heraus ein Verständnis und Sinnhaftigkeit entwickelt werden können.

Die Neurowissenschaften würden sagen, dass Gewohnheiten, wie zum Beispiel die Fähigkeit, Fahrrad zu fahren, neuronale Netzwerke sind: Wenn man das einmal gelernt hat, kann man es nicht mehr verlernen beziehungsweise »wegmachen«. Tröstlich ist, dass wir jederzeit etwas Neues lernen können; das ist zwar bisweilen schwer, aber machbar. Unser Gehirn liebt Gewohnheiten unter anderem, weil Nachdenken anstrengend ist. Unser Gehirn kann nicht »nicht lernen«, es lernt immer, und zwar das, was wir regelmäßig tun. Wir sind also, wie ich oben schon sagte, nicht diejenigen, die wir sein wollen, sondern das, was wir regelmäßig tun. Die Tücke ist nur, dass unser Gehirn offenbar beim Einspeichern (Lernen) von Gewohnheiten nicht vorher die Sinnhaftigkeit bewusst überprüft. Das heißt, wir können uns grundsätzlich den größten Blödsinn (wie zum Beispiel das Rauchen) beibringen. Wenn wir es jeden Tag wiederholen, können wir es immer besser und immer weniger mit dem bewussten rationalen ICH steuern. Meist entstehen Problemmuster kompromisshaft in sinnhaften Kontexten. Bei Essstörungen gelingt es den Patientinnen häufig, Kontrolle zu erleben, um ihre Ängste zu regulieren. Zudem haben Essstörungen auch den Vorteil, das komplexe Realitäten, Beziehungen, Herausforderungen, Ängste und Bedürfnisse reduziert werden, indem es nur noch um das Essen geht. Natürlich hat diese kompromisshafte Reduzierung von Komplexität einen hohen Preis, nämlich die Gefährdung der Gesundheit.

Problemmuster stellen für mich grundsätzlich erst einmal kein Defizit dar, sondern können immer als Ausdruck von Bedürfnissen verstanden werden, auf die nicht adäquat geantwortet wird. Von daher geht es nicht um die Störung, sondern um die zieldienliche Kooperation der inneren Vielfalt. Diese Sichtweise berücksichtigt, dass es so etwas wie das ICH im Gehirn offensichtlich gar nicht gibt, es kann bisher nicht eindeutig lokalisiert werden. Unserer ICH ist eher modular aufgebaut, sagt Prof. G. Roth, wir sind in Zuständen organisiert und in Episoden unseres Lebens gespeichert. Das heißt, mal sind wir groß und stark, mal klein und schwach; je nachdem in welchem Kontext, in welcher Situation wir sind, können wir bestimmte Sachen und andere gerade nicht.[*] Alles, was wir emotional geladen erleben, wird im Gehirn als Episode multidimensional (als Geruch, Geräusch, Ort, Zeit, Gefühl, Körperzustand, Gedanken und so weiter) gespeichert. Komme ich dann in eine ähnliche Situation, schwingt dieses neuronale Netzwerk beziehungsweise diese Erfahrung wieder mit. Die Sichtweise, dass wir nicht nur ein ICH haben, sondern viele ICHs, nutze ich konsequent dafür, mit der Seite des Patienten Kontakt aufzunehmen, die völlig gesund ist. Ich gehe davon aus, dass die Menschen, die zu mir kommen, schon mal über sich hinausgewachsen sind, geduldig waren, etwas erreicht haben, sich zufrieden oder sogar stolz erlebt haben, in Liebe mit

---

[*] *www.lptw.de/archiv/vortrag/2001/roth_gerhard.pdf*

irgendetwas verbunden waren. Wenn den Patienten dazu Erfahrungen einfallen, nenne ich das »Potenzial«, einen Erfahrungsschatz, mit vielen Kompetenzen und Fähigkeiten, die aber nicht immer verfügbar sind, insbesondere wenn ich mich in einem Problemmuster / Problemzustand befinde. Ich nehme also immer erst mit dem Potenzial der Menschen, die zu mir kommen, Kontakt auf, um dann dazu einzuladen, mit der Problemseite in Beziehung zu treten; sinngemäß frage ich dann: Was müsstest du (gesunde Seite) tun oder sagen, dass sich die Problemseite angesprochen, verstanden, angenommen und unterstützt fühlt.

Häufig erleben sich die Patienten aber ganz anders, sie sehen sich im Kampf gegen die Störung und erleben jene Seite verständlicherweise als übermächtig und sich selbst als hilflos ausgeliefert im Sinne eines Opfer-ICHs. Die hohe Erwartung der Patientinnen an den Therapeuten ist dann oft, »die Schlacht gegen das Problemmuster zu gewinnen, die Störung effektiv zu bekämpfen, im Sinne von die Störung endlich wegzumachen!«. So eine Strategie kann aus meiner Erfahrung aber nie hilfreich sein, denn hinter dem Problemmuster gibt es in der Regel wichtige Informationen über Wünsche und Bedürfnisse, auf die bisher nicht ausreichend adäquat geantwortet wurde. Als Psychotherapeut habe ich Prozesskompetenzen und biete den Patienten Prozesse an, in denen sie wieder in die Lage versetzt werden, zur / zum Dirigentin /en des inneren vielfältigen Orchesters zu werden. Vom inneren Kampf zur zieldienlichen inneren Kooperation auf dem Weg der Loslösung und Individuation.

Wie hoch ist die Gefahr eines Rückfalls beziehungsweise die Gefahr einer Wiederholung der schädlichen Verhaltensmuster?
Da Problemmuster beziehungsweise Gewohnheiten neuronale Netzwerke sind, ist die Wahrscheinlichkeit der Wiederholung sehr hoch. Man braucht nur an einen bestimmten Ort zu einer bestimmten Zeit zu gehen, bestimmte Gedanken zu haben oder Kommentare zu hören, und schon schwingt das Netzwerk und man wird

sinnbildlich zu demjenigen, der das Problem erlebt. Den Begriff »Rückfall« finde ich wenig hilfreich, ich lade die Patienten eher dazu ein, Wiederholungen des Problemmusters als »Ehrenrunde« im alten Muster zu würdigen und als *Einladung* zu nutzen, sich um das Bedürfnis beziehungsweise den Wunsch hinter dem Symptom zu kümmern. Diese sehr hilfreiche Idee stammt von Dr. Gunther Schmidt (Heidelberg).

Oft hört man, dass gerade junge Mädchen erkranken. Warum sind diese besonders anfällig für Magersucht?
Bei Magersucht geht es immer um Identität und Körperlichkeit: wie sehe ich aus, wie will ich aussehen, wie soll ich aussehen, wie reagieren die anderen auf mich, wenn ich nicht mehr wie ein Kind aussehe und so weiter. Warum diese Fragen relevant sind, liegt auf der Oberfläche: Es geht um Anerkennung und Respekt für die Wandlung vom Kind zur Jugendlichen. Das belastete Erleben der Vielschichtigkeit und Komplexität der Entwicklungsanforderungen, der inneren und äußeren Konflikte, Wünsche und Ängste lässt sich durch die Einseitigkeit des Essthemas kompromisshaft reduzieren; dadurch erleben die Mädchen mehr Kontrolle und damit kompromisshaft das Gefühl von Sicherheit. Aber jede Lösung hat ihren Preis, und der Preis dieser Strategie ist die akute Gefährdung der Gesundheit.

Haben diese jungen Frauen viele Gemeinsamkeiten?
Aus meiner Erfahrung haben diese jungen Frauen tatsächlich Gemeinsamkeiten: Sie sind in der Regel starke Persönlichkeiten, sehr leistungsbereit, ehrgeizig und stellen sehr hohe Erwartungen an sich und andere. Zudem sind die Mädchen in der Familie häufig sehr loyal und übernehmen indirekt viel Verantwortung.

Warum sind Frauen überhaupt anfälliger als Männer?
Bei Männern geht es eben mehr um die üblichen Männlichkeitsrituale, wer ist der Stärkste, der Schnellste und so weiter.

Finden Sie, dass es mehr Aufklärung über Magersucht geben sollte?
Ich kenne kein Krankheitsbild, das ähnlich medien- und öffentlichkeitswirksam dargestellt, diskutiert und kommentiert wird. Natürlich ist es wichtig, professionell zu informieren. Im Internet kursieren leider auch wenig hilfreiche Informationen bis hin dazu, wie man es am besten schafft, in die Störung hineinzukommen.

Ist die Magersucht eine Zivilisationskrankheit?
Zurzeit gibt es keine signifikante Zunahme, aber eine größere Medienwirkung. Da wir in einer zunehmenden Medien- und Informationsgesellschaft leben, wo es um Darstellung und »Gesehenwerden« geht, erleben wir natürlich einen bestimmten Zeitgeist. Wir identifizieren uns mehr mit dem Hinsehen und weniger mit realen Beziehungen. Zudem wird es bei der Informationsvielfalt immer schwieriger, sich als »individuell« zu erleben; irgendwie war alles schon mal da. Die Möglichkeiten der Darstellung und Veröffentlichung haben durch das Internet deutlich zugenommen.

Wie lange existiert die Magersucht als Krankheitsbild eigentlich schon?
Im Jahr 1648 wurde der erste Fall von Magersucht beschrieben. Doch erst seit 1870, seit sie das erste Mal wirklich erkannt wurde, kommt ihr eine eigene Diagnosebezeichnung zu.

Anfang der 1970er-Jahre fingen die US-amerikanischen Medien an, über Magersucht zu berichten. Von da an gewann die Krankheit mehr und mehr mediale Aufmerksamkeit. [*]

Was kann die Familie tun, um einer Magersüchtigen zu helfen?
In der Psychotherapie werden die Eltern selbstverständlich mit einbezogen, alle Beteiligten können dazu beitragen, dass es »besser wird« oder »schlimmer wird«. Das, was Eltern dann tun können, ist

---

[*] *Vgl. Gehlin, Linda in: http://web4health.info/de/answers/ed-anorexia-history. htm, entnommen am 22.11.2015, 16.30)*

natürlich sehr individuell und bietet sich somit nicht zur pauschalen Beantwortung an. Die zentrale Frage ist: Wie kann es mir als Elternteil gelingen, mit meiner Tochter in einer liebevollen, wertschätzenden Beziehung zu bleiben, wenn diese Tochter aufhört zu essen und damit ihre Gesundheit gefährdet? Aus meiner Sicht gibt es in Beziehungen immer auch Bedingungen; wenn diese Bedingungen verletzt werden (zum Beispiel durch extreme Gesundheitsgefährdung), ist doch die Frage, unter welchen Rahmenbedingungen (zum Beispiel Klinik) die Mädchen sich weiterentwickeln können. Von daher ist eine enge Kooperation mit dem Hausarzt und dem KJP notwendig. Eltern sollten sich also um ärztliche und psychotherapeutische Hilfe bemühen.

Wie spricht man eine Magersüchtige auf ihre Krankheit an, wenn man sie nicht so genau kennt?
Beispiel: Als Fremder ist es schwer, jemanden anzusprechen, aber Bekannte oder Freunde sollten das unbedingt machen: »Darf ich dich einmal ansprechen? … Ich sehe, dass du stark untergewichtig bist, und mache mir Sorgen um deine Gesundheit, ich möchte dass du dir Hilfe holst!«

Für Eltern: »Ich sehe, dass du stark untergewichtig bist, und mache mir Sorgen um deine Gesundheit, deshalb gehe ich mit dir umgehend zum Arzt und mache einen Termin bei einem Kinder- und Jugendlichenpsychotherapeuten, um die Lage zu besprechen!«

Wird eine Magersucht manchmal auch durch das verzerrte Frauenbild in den Medien ausgelöst?
Das »Frauenbild«, was soll das sein? Aus meiner Sicht kann man so etwas wie ein Frauenbild nur erleben. Das Interessante ist doch, dass Frauen das sogenannte »Frauenbild« ganz individuell erleben, die einen identifizieren sich mit medialen Stereotypen, die anderen eben gerade nicht. Die Aufgabe für Frauen wie für Männer ist doch die herauszufinden, welches »Bild« am besten zu einem passt. Und

das bekommt man wahrscheinlich am ehesten heraus, indem man es ausprobiert, überprüft, beibehält oder verwirft. Um es mit H. Grönemeyer zu sagen: »Es bleibt alles anders!« Wir müssen uns darauf einstellen, dass sich unser Bild von uns selbst wohl häufig verändert, weiterentwickelt.

Bleibt Magersucht manchmal unerkannt?
Da diese Krankheit, anders als bei zum Beispiel Depressionen, im Verlauf immer sichtbarer wird, ist es quasi unmöglich, dass sie nicht bemerkt wird.

Wie findet man einen guten Therapeuten?
Es gibt Therapeutensuchportale bei den Kassenärztlichen Vereinigungen und den Psychotherapeutenkammern. Die Krankenkassen haben zudem Listen von niedergelassenen Psychotherapeuten.

Finanziert die Krankenkasse die Behandlung?
Ja, die Krankenkasse übernimmt alle Kosten, wenn der PP beziehungsweise KJP eine Approbation hat und niedergelassen ist. Zurzeit sind zwei Verfahren von den Krankenkassen anerkannt, Psychodynamische Verfahren und Verhaltenstherapie.

Schlusswort

Ich habe damals, als ich mir über meine Krankheit bewusst wurde, immer nach einer »Anleitung« gesucht. Anfangen, gesund zu werden, könnte ich erst damit, habe ich gedacht. Schließlich wollte ich auch, dass alles nach einem strikten Plan und nur geradeaus geht, dass alles gut kontrollierbar ist. Ich wollte es einfach klar, strukturiert und kontrolliert schaffen.

Heute weiß ich: Es gibt keine Anleitung, keinen Plan, kein genaues Muster! Jeder muss für sich den perfekten Weg finden – und jeder wird ihn finden. Meine Geschichte kann Anregungen und Tipps geben, die eigentlichen Entscheidungen trifft jedoch jeder für sich selbst. Es muss nicht immer alles gradlinig und glatt verlaufen. Wichtig ist nur, nie aufzugeben und nie den Mut zu verlieren. Das Ziel immer vor Augen zu haben und immer daran zu glauben, dass man es auch erreichen kann.

Ich möchte an dieser Stelle die für mich ganz persönlich hilfreichsten »Aktionen«, Unterstützungen und Übungen aufschreiben, in der Hoffnung, auch anderen damit ein kleines bisschen helfen zu können. Zum Beispiel habe ich einmal einen ganzen Stapel bedruckter Blätter geschenkt bekommen. Insgesamt hatte ich ungefähr 20 dieser Zettel, von denen ich die für mich wichtigsten immer dabeihatte. Darauf gedruckt waren Wünsche, Empfindungen und Ziele, die sich jeder für sich selbst ausdenken muss. Auf meinen Blättern standen unter anderem folgende Sätze:

- »Ich kann lernen, meinen Körper achtungsvoll, respektvoll und würdevoll zu behandeln, auch wenn mein bewusstes Denken etwas anderes will!«
- »Ich nehme täglich 2.000 bis 2.500 Kalorien zu mir, damit sich mein Körper weiterentwickeln kann. Wenn mein bewusster Verstand dann Panik auslöst, kann ich lernen, mich wieder zu beruhigen und zu stabilisieren!«
- »Ich schaff's!«
- »Obwohl ich mit einigen Aspekten meiner Person noch nicht einverstanden bin, kann ich lernen, mich so anzunehmen und zu lieben, wie ich bin.«
- »Für die Kraft, den Mut, die Überwindung und die Ausdauer, die ich für die Überwindung meines Problemerlebens täglich aufwende, habe ich Anerkennung und Respekt verdient!«
- »Ich kann meine innerlich erlebte Angst und Panik für mich nutzbar machen, als Erinnerungsritual dafür, dass eine Seite in mir sagt: Ich brauche etwas!«

Sehr geholfen haben mir auch Briefe, die ich an meinen Körper geschrieben habe. Auch wenn es zuerst seltsam klingen mag, einen Brief an sich selbst zu richten, in dem man über das eigene Verhalten schreibt, hat es mir sehr geholfen, mehr Verständnis zu entwickeln und meinen Körper als etwas zu sehen, wofür ich Verantwortung habe.

Eine wirkliche Anleitung gibt es für so einen Brief natürlich nicht. Mein Tipp ist daher: Einfach anfangen und drauflosschreiben! Man kann nichts falsch machen, und nach einiger Zeit fallen einem die richtigen Worte direkt ein, ohne dass man noch groß darüber nachdenken muss! Ich habe diese Briefe bei meinem Therapeuten aufbewahrt. Ich wusste, dass sie dort sicher sind und dass niemand sie lesen kann.

Die im Buch bereits erwähnte Tabelle, in der ich aufgeschrieben habe, wie es mir zu welcher Zeit bei welcher Tätigkeit ging, hat mich noch mehr motiviert. Durch sie habe ich mich noch bewusster mit mir selbst auseinandergesetzt. Im »Rohbau« sah sie so aus:

Was habe ich gemacht?	Wer war ich dabei / Wie habe ich mich dabei gefühlt?	Wer hat mir geholfen?	Anmerkungen

Heute habe ich auch verstanden, was mir damals so große Angst gemacht hat, was sie damit meinten, als sie sagten: »Die Magersucht wirst du nie mehr los, du kannst höchstens lernen, mit ihr umzugehen« oder »einmal magersüchtig, immer magersüchtig«. Natürlich kann ich die Magersucht nicht »loswerden«. Sie ist ja schließlich eine von vielen Seiten, die ich habe.

Damals hatte diese eine Seite, die, die mich zum Hungern zwang, und dazu, mich den ganzen Tag nur mit Kalorien, Essen und Sport zu beschäftigen, diesen einen großen, sehnlichen Wunsch. Vielleicht war es auch eher eine Lösung, eine Ablenkung von anderen Dingen, mit denen ich nicht umzugehen wusste und über die es zu schwierig oder zu schmerzhaft war, nachzudenken – und die einzige Möglichkeit, mich selbst darauf aufmerksam zu machen, war, mich zum Hungern zu zwingen. Erst als ich diesen Wunsch mithilfe der Therapie verstanden habe, bin ich nach und nach gesund geworden. Nun kann ich mit dieser Seite leben, wie vorher, ohne dass sich mein ganzes Leben um Abnehmen, Sport oder Kalorien dreht. Trotzdem bin ich sicher, dass sie sich in schwierigen Zeiten immer wieder bei mir melden wird, wenn ich nicht genug auf sie aufpasse und ihren Wunsch wieder vergesse. Aber nun weiß ich, was dann zu tun ist. Denn ich habe gelernt, auf sie zu hören und sie vielmehr zu begrüßen, anstatt sie »weghaben« zu wollen. Denn ich kann meinem Körper nun wieder vertrauen und habe gelernt, die Signale, die er mir gibt, richtig zu verstehen und darauf zu achten. Bis dahin war es mit Sicherheit kein einfacher Weg. Aber es ist ein Weg, der sich für jeden lohnt.

Manchmal führt dieser Weg über Umwege, Rückschläge und »Ehrenrunden«. Doch jeder kann seinen Weg selbst bestimmen. Man kommt immer ans Ziel, wenn man das wirklich will. Wenn man all seine Kraft und seinen Mut zusammennimmt und kämpft. Das Wichtigste auf diesem Weg ist, sein Ziel niemals aus den Augen zu verlieren. Auch mein Weg war verdammt hart und nicht einfach. Aber jeder kann das schaffen, auch wenn es nicht immer so aussieht. Ein Leben ohne Magersucht ist so wunderschön, es warten so viele Dinge auf einen, die man nie erwartet hätte. Ich kann das Leben nun endlich wieder zulassen und genießen. Und ich wünsche allen, die unter Magersucht leiden, alle Kraft dieser Welt! Ihr findet euren Weg. Lasst euch nicht entmutigen, sondern bleibt weiter so stark und verliert euer Ziel, das Gesundwerden, nie aus den Augen. Für das, was ihr leistet, auf eurem Weg hin zu einem gesunden Leben, habt ihr riesengroße Anerkennung und großen Respekt verdient. Nicht jeder entscheidet sich dafür zu kämpfen.

Den Angehörigen und Freunden gebührt großer Respekt. Wenn eine Person aus dem eigenen Umfeld an Magersucht erkrankt, wirft das häufig das ganze Leben durcheinander. Es ist der Wahnsinn, wie viel Verständnis und Liebe ihr aufbringt, wie stark ihr seid und wie sehr ihr kämpft, um zu helfen. Diese Art von Unterstützung tut so unglaublich gut. An dieser Stelle ist einfach mal ein großes Danke fällig.

Birte Jensen

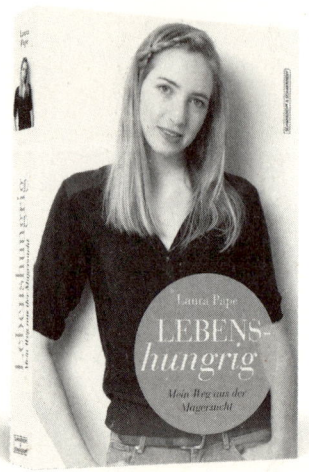

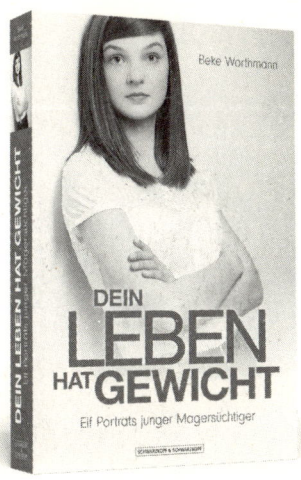

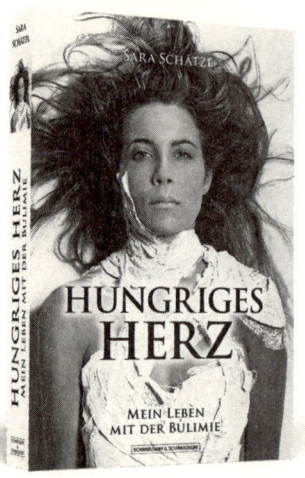

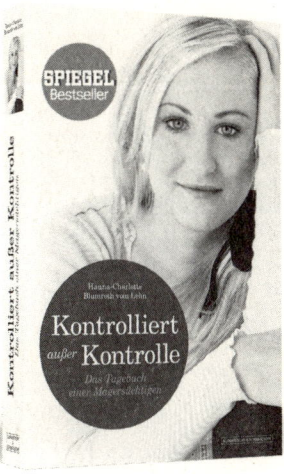

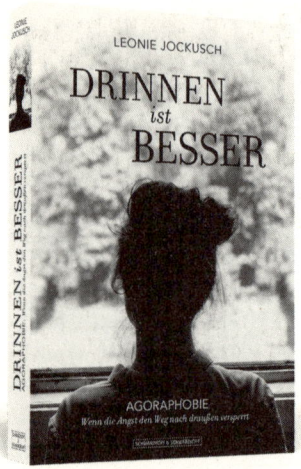

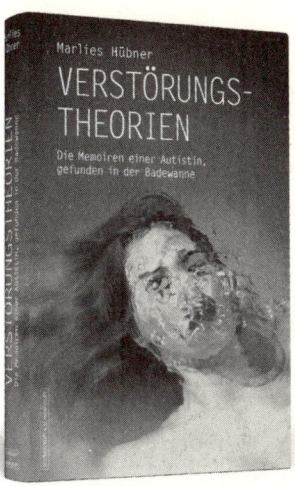

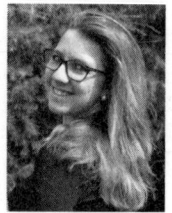

Birte Jensen wurde 1996 in der Nähe von Hannover geboren. Dort studiert sie auch Soziale Arbeit, später würde sie gerne als Kinder- und Jugendpsychotherapeutin arbeiten. Sie weiß, wie es sich anfühlt, »essgestört« zu sein und sich unverstanden zu fühlen, in eine Schublade gesteckt zu werden und hofft, mit ihrem Buch dazu beitragen zu können, Angst zu nehmen, Hoffnung zu geben und mit Vorurteilen aufzuräumen.

Birte Jensen
DAS LEBEN IST NICHT »EXTRA SMALL«
Wie ich gelernt habe, mein Leben nicht
von der Magersucht bestimmen zu lassen

ISBN 978-3-86265-595-3
© Schwarzkopf & Schwarzkopf Verlag GmbH, Berlin 2016

KATALOG
Wir senden Ihnen gern kostenlos unseren Katalog.
Schwarzkopf & Schwarzkopf Verlag GmbH
Kastanienallee 32, 10435 Berlin
Telefon: 030 – 44 33 63 00
Fax: 030 – 44 33 63 044

INTERNET | E-MAIL
www.schwarzkopf-schwarzkopf.de
info@schwarzkopf-schwarzkopf.de